解惑结肠癌治疗

张 煜　编著

中国科学技术出版社
·北京·

图书在版编目（CIP）数据

解惑结肠癌治疗 / 张煜编著 . — 北京：中国科学技术出版社，2022.1
（2024.4 重印）

ISBN 978-7-5046-9276-4

Ⅰ.①解… Ⅱ.①张… Ⅲ.①结肠癌—治疗 Ⅳ.① R735.305

中国版本图书馆 CIP 数据核字 (2021) 第 220311 号

策划编辑	丁亚红　焦健姿
责任编辑	丁亚红
文字编辑	方金林
装帧设计	佳木水轩
责任印制	李晓霖

出　　版	中国科学技术出版社
发　　行	中国科学技术出版社有限公司发行部
地　　址	北京市海淀区中关村南大街 16 号
邮　　编	100081
发行电话	010-62173865
传　　真	010-62179148
网　　址	http://www.cspbooks.com.cn

开　　本	889mm×1194mm　1/32
字　　数	150 千字
印　　张	8.75
版　　次	2022 年 1 月第 1 版
印　　次	2024 年 4 月第 4 次印刷
印　　刷	北京盛通印刷股份有限公司
书　　号	ISBN 978-7-5046-9276-4 / R・2803
定　　价	48.00 元

（凡购买本社图书，如有缺页、倒页、脱页者，本社发行部负责调换）

内容提要

　　作者从结肠癌患者经常遇到的问题出发，详细介绍了结肠癌诊断、治疗及预后的相关知识，系统解答了有关病理报告、肿瘤标志物监测、手术治疗、化学治疗、靶向治疗、免疫治疗、不良反应、饮食与运动锻炼、癌症筛查等各种常见问题。本书深入浅出、通俗易懂，供结肠癌患者及其家属参考。

前言

　　肿瘤患者及其家属在肿瘤诊治过程中经常会有很多疑问，希望了解掌握更多相关知识，同时也希望能获得专业人士的帮助和解答。网络上充斥着大量肿瘤相关的科普知识，普通民众很难辨别真伪，有时一些虚假信息甚至会引导肿瘤患者及家属做出错误的决定，导致诊断和治疗的延误。如果肿瘤患者及家属能够多了解肿瘤治疗的相关知识和治疗方案，就能尽量避免这种情况的出现。

　　了解肿瘤相关知识和治疗方案的利弊，对患者及家属非常重要。鉴于此，笔者决定编写一系列的消化道肿瘤科普书，第一部就是结肠癌相关的内容。书中所述均来自专业肿瘤内科医生，以充分的证据、通俗的语言和真实的示例展示了结肠癌规范化治疗的理念及相关知识，还特别介绍了结肠癌家属应该注意的生活事项，以及如何筛查肠癌等方面的知识。肿瘤患者及家属在诊疗过程中碰到的各种问题、心中的各种疑惑基本能从书中找到答案。

需要说明的是，书中涉及的结肠癌相关知识与直肠癌基本通用，不同的是直肠癌患者更容易局部复发，需要放射治疗或同步放化疗，本书并未涉及。此外，书中的重要知识点均引自目前权威的指南之一——NCCN结肠癌指南（2021年，第2版）。

由于肿瘤治疗涉及诸多因素，加之相关研究进展日新月异，书中所述仅为笔者在日常实践中，结合当前最权威指南的经验汇总，供读者查阅参考。且患者个人病情不同，具体治疗方案不能机械地照搬书中所述。书中如有不妥之处，欢迎同行批评指正。

张　煜

目录

罹患结肠癌：不幸中的幸运

近年来，结肠癌的发病率在逐渐上升，罹患结肠癌非常不幸，但又相对幸运，因为结肠癌是所有消化道肿瘤：胃癌、食管癌、胰腺癌、肝癌、小肠癌等肿瘤之中预后最好，最容易治愈的肿瘤。积极的规范的治疗可以使大部分结肠癌患者治愈。

每一种恶性肿瘤，包括结肠癌的治疗，都是依据患者的具体病情和身体状态来制订最合适的治疗方案。其中，重要的参考指标包括年龄、并发症、体力状态、病理类型、基因表达，以及肿瘤的位置和严重程度，当然还有经济因素。

结肠癌的权威指南主要包括国内的 CSCO 肠癌指南、美国的 NCCN 指南和欧洲的 ESMO 指南。指南所推荐的每一步的治疗策略，都是最顶尖的治疗肿瘤的专家通过临床试验验证而来，毫不夸张地说，每一种治疗方案都是从血的教训中得来的。

肿瘤的严重程度的区分是由 AJCC 制订的肿瘤分期，通常分为 I 期、II 期、III 期、IV 期。在结肠癌中，IV 期还依据严重程度分为 IVA 期、IVB 期及 IVC 期（IV 期就是俗称的晚期肿瘤）。通常来说，分期越晚，越难以被治愈，例如，III 期的肠癌术后的复发转移率明显高于 I 期。

对于可切除的结肠癌患者，治愈的关键是：最好的手术、标准的治疗方案和良好的生活方式，包括运动锻炼、注意饮食和睡眠、良好的心态。但诸如胃癌、胆囊癌或胰腺癌一旦到达晚期，几乎不可能被治愈，与此不同的是，晚期结肠癌依据具体病情存在一定的治愈机会，单发转移的结肠癌患者甚至能达到 40% 以上的治愈率，多发转移也有治愈希望。所以，不仅仅是 I ～ III 期的结肠癌患者，晚期结肠癌一定要争取治愈的机会，不要随意的放弃希望。

　　恶性肿瘤术后的复发转移是患者和医生最担心的事，其风险主要与术后肿瘤的残存数量和毒力，以及人体的免疫功能相关。化疗可以减少残存肿瘤的数量，但会带来各种不良反应甚至影响免疫功能。肿瘤患者术后化疗的使用需要严格遵守治疗规范和小心仔细，不正确的使用不仅带来经济的损失和身体不良反应，还可能对生命造成影响。每个患者都应该仔细评估化疗带来的风险和获益，制订正确的化疗方案，给予合适的剂量，尽量减轻化疗的不良反应，观察毒性反应并及时调整。

结肠癌的常见问题及不规范治疗的规避

结肠癌患者和家属会询问医生很多问题，根据笔者多年的临床经验，总结出 12 个常见的问题，以问答的形式进行科普。同时，由于不规范治疗在结肠癌患者并不少见，本文会解释什么是不规范治疗，并建议如何避免。

一、12 个常见问题

1. 为什么有的肿瘤术后需要放疗，有的需要化疗

手术后易于局部复发（一般指的是手术切除范围及淋巴结引

流区）的患者需要进行放疗。术后容易远处转移则需要化疗。比如直肠癌容易局部复发，那么放疗很重要，结肠癌很少局部复发，主要是远处转移至肝脏等器官，术后化疗很重要，使用放疗只对特殊的结肠癌患者有意义，比如 T_{4b}（指的是局部肿瘤侵犯到周边脏器，最严重的 T 分期，这种情况很容易局部复发所以需要放疗）或者手术没有切除干净肿瘤的时候。

2. 所有的结直肠癌都需要术后化疗吗

早期的结直肠癌（Ⅰ期）不需要术后化疗和放疗，因为复发转移率很低，放化疗带来的风险大于获益，国际公认的原则是Ⅱ期及以上的结直肠癌需要术后化疗（部分预后良好的Ⅱ期患者并不需要）。

3. 结直肠癌的化疗方案是怎么来的

专业人士在实验室细胞系中筛选了所有有效的抗结直肠癌化疗药物并在晚期结直肠癌患者中大规模使用，最终找到其中最有效且相对不良反应低的三种，分别是奥沙利铂、伊立替康和氟尿嘧啶（卡培他滨和替吉奥可视作氟尿嘧啶口服替代药物）。比如顺铂对结直肠癌也有效，只是效果不如奥沙利铂且不良反应通常更大，因此在结直肠癌治疗中被摒弃。

4. 结直肠癌术后最常用和最标准的化疗方案有哪些

结直肠癌术后常用的化疗方案有 3 种。

① 单药化疗（一种）：卡培他滨（口服用药）。

② 双药化疗（两种）：奥沙利铂＋氟尿嘧啶（FOLFOX），奥沙利铂＋卡培他滨（XELOX）。

伊立替康在术后化疗被摒弃是因为其虽然在晚期肠癌效果不错，但术后应用效果极差，甚至可能增加术后的复发转移。因此在根治术后，要尽量避免应用伊立替康。

5. 推荐术后化疗方案

笔者比较推荐卡培他滨或奥沙利铂＋卡培他滨（XELOX）。首先，这两个方案通常不需要做 PICC 管或输液港，前者口服，后者静脉输注通俗地讲只需要扎手即可，输液 1 天即可完成，患者生活质量好；其次，如果出现严重不良反应，口服的卡培他滨可以随时停止和调整剂量，安全性良好。

6. 结肠癌的术后化疗为什么是 6 个月

最早的时候，结肠癌术后的辅助化疗是 2 年时间，但之后发现 1 年的化疗和 2 年化疗效果一致，因此选择 1 年化疗。之后又通过严谨的大型临床试验发现 6 个月的辅助化疗和 1 年等效，因此 6 个月的辅助化疗成了标准治疗。

7. 结直肠癌术后化疗的时间能继续缩短吗

最新的结肠癌辅助化疗的 IDEA 研究分别在 2018 年和 2019 年发布了研究结果，证实 II 期高危和 III 期肠癌中的低危患者，3 个月 XELOX 方案辅助化疗和 6 个月基本等效。因此，近两年的最新理念是，II 期肠癌高危和 III 期肠癌低危患者 3 个月 XELOX 方案足够，而高危患者可以延长到 6 个月。

另外，说明一下，III 期高危的意思就是 $T_4N_{1\sim2}$，或者任何 $T+N_2$，简单地说就是 III 期中的 T_4 和 N_2 患者，这部分患者需要进行更长时间的治疗。但是，国内仍习惯于绝大多数患者不分危险因素就进行 6 个月的 XELOX 方案化疗。从 IDEA 最新的数据来看，3 个月确实足够，并且可以明显地减轻化疗的毒性作用，尤其是 III 级的神经毒性，从 XELOX 的 9% 和 FOLFOX 的 16% 降低为 3%，显示 3 个月短疗程的神经毒性明显减轻（神经毒性的通俗理解就是手足麻木，严重的手足麻木可以持续很长时间，比如数年，甚至会明显影响患者的生活质量）。

8. 肠癌术后化疗单药和双药的疗效有什么差异

单药和双药的疗效差异在不同分期的肠癌患者也不同，有很多临床研究对比。举例来说，2015 年 NO16968 试验证实了Ⅲ期结肠癌术后，采用双药联合对比单药组，7 年的无病生存率 63% vs. 56%，总生存率 73% vs. 67%，升高了 6~7 个百分点。而在Ⅱ期结肠癌患者中，MOSAIC 研究显示双药化疗对比单药化疗，5 年的 DFS 分别为 83.7% vs. 79.9%，差异仅有 3.8%。其中，在普危患者中双药和单药化疗无区别，在高危患者中双药化疗可以更获益。

也就是说，肿瘤分期越严重，单药和双药的差异就越大，但是无论在哪个分期，其绝对的生存获益率之间的差别不超过 7%。

9. 为什么结直肠癌术后通常不使用靶向药物，而乳腺癌术后可以使用赫赛汀

因为结直肠癌最常用的国内靶向药物，贝伐珠单抗和西妥昔

单抗（爱必妥），虽然在晚期肠癌中有效，但在术后联合辅助化疗使用时发现是无效的，并不能减少转移复发，因此被摒弃。而乳腺癌术后的曲妥珠单抗（赫赛汀）被明确证实 HER-2 过表达的患者使用可减少转移复发。

10. 结直肠癌的辅助化疗不良反应大吗

目前大多数双药联合化疗的不良反应都是轻至中度，出现严重不良反应的比例，比如严重的恶心呕吐、严重的白细胞及血小板下降、严重神经毒性的比例很低。已经有新型的止吐药物来减轻恶心呕吐等反应，比如阿瑞匹坦，但是自费。目前已经有国产的同类药物，价格更为低廉。医生其实可以区别出哪些患者容易呕吐，哪些不容易，予以不同的止吐药物组合并调整。如年轻、女性、既往怀孕时容易呕吐的患者，更容易在化疗时出现严重呕吐，临床医生需要更为关注该类患者。

11. 结直肠癌的转移可以治愈吗

即使结直肠癌初步诊断就存在转移，比如肝转移，或者术后出现肝肺转移。都有可能通过手术和化疗、靶向治疗、放疗、射频等方法联合治疗治愈，甚至部分患者能接近 40% 的 5 年生存率。

12. 术后还有什么方法减少转移复发

建议遵从美国 ACS 协会的营养和运动指南。从 CALGB 89803 试验中，Ⅲ期结肠癌患者依照 ACS 指南生活，死亡风险降低了 42%。笔者简单总结为：别胖，争取低脂、高水果蔬菜及高纤维饮食，多规律运动，1 周建议中等体力运动 5 天以上，每天 30 分钟以上。(**注：**建议所有癌症患者都遵从美国 ACS 指南，但研究发现乳腺癌、卵巢癌和结直肠癌患者获益最大。胰腺癌、肝癌、胃癌、肺癌等肿瘤患者亦有获益，但获益较小。)

二、目前结肠癌常见的不规范治疗是哪些

在临床中患者经常会遇上一些不规范的治疗，很可能耽误治疗时机和效果，那么，为了避免这种情况，患者和家属也需要知道什么是不规范的治疗（以下均有临床实例）。

1.化疗指征掌握不准确甚至错误

主要有三种情况。

(1) 对术后Ⅰ期的结直肠癌患者进行辅助化疗，这是不对的。医生给出的理由比如是患者年轻或者增值指数 Ki-67 比较高，恶性程度偏高，Ⅰ期也应该化疗。但实际上，在结直肠癌，Ki-67 大多数都较高，并且和预后无关，年轻也不是重要因素。Ⅰ期结直肠癌预后很好，进行辅助化疗会让九成以上的患者接受了无效治疗，显然弊大于利。除此之外，少数医生会任意给Ⅰ期患者找一个理由，比如脉管癌栓、神经侵犯等，然后强烈建议进行化疗。这些都是不对的行为，目前的理念是，任何切除干净的Ⅰ期结直肠癌术后患者，均无须术后辅助化疗，因为无效。

(2) ⅡA 期的 MSI-H 患者接受双药化疗：MSI-H 是一种特殊的类型，以后会讲到这个概念。ⅡA 期的 MSI-H 结直肠癌患者预后很好，对化疗药物反应较差，目前已经证明了术后单用氟尿嘧啶或卡培他滨无效，无法改善生存，改为双药 XELOX 方案几乎也不能获益，甚至可能有害。这种患者，定期复查、注意生活方式及坚持运动锻炼就足够了。强行进行治疗经常反而是过犹不及。但是注意，Ⅲ期的 MSI-H 的肠癌术后患者仍需要辅助化疗。

(3) 部分老年和并发症多的患者直接给予双药联合化疗：年龄越大，并发症越多，比如冠心病及肝硬化等，患者化疗的风险可能显著升高。有大项临床研究证实 70 岁以上的结直肠癌术后患者采用双药联合化疗对比单药没有差别，虽然这个结果仍存在小的争议。目前可以确定的是，年龄越大，并发症越多，双药化疗的毒性可能就越大，可能就越倾向于单药甚至单纯观察即可。

2. 剂量不准确

最常用的 XELOX 方案由奥沙利铂联合卡培他滨组成，部分医生担心严重不良反应，因此随意予以减量，有的甚至直接减量 25% 以上，可能影响术后化疗疗效。

3. 化疗方案不佳

权威的术后化疗方案已经在各大指南阐明。但仍有少部分医生在术后使用替吉奥、替加氟或雷替曲塞替代卡培他滨，使用伊立替康替代奥沙利铂，盲目加用贝伐珠单抗和西妥昔单抗，甚至联合完全不适用的安罗替尼，都是不正确的选择，患者的花费升高、疗效可能下降，死亡率会轻度升高。

医生理应站在患者及家属的角度上选择最佳的治疗方案。但确实存在一小部分医生对化疗的知识欠缺，甚至单纯为了化疗而化疗的情况，应该尽量避免。

三、如何避免不规范的治疗

1. 了解具体治疗方案，比如化疗药物或靶向治疗

患者和家属尽量掌握病情，并至少要查最重要的治疗药物的说明书的适应证，最好能看 NCCN 和 CSCO 权威指南，如果不符合适应证和指南，当然也不一定属于过度治疗，但这种情况显然需要和主管医生沟通，一定要有一个合理的解释。

2. 可询问另外的专业医生

国外也建议肿瘤患者治疗方案的决定要咨询"second opinion"，也就是至少再询问另一位治疗专家的意见。在国内"second opinion"更重要。临床上确实有少数主管医生可能出于某种原因更改标准方案的现象存在，而另一位咨询的专业医生不涉及这些，并且出于治疗的严谨性会更强调规范治疗。目前有

春雨医生 APP、好医生等在线医疗 APP，可以提供类似的咨询服务。

3. 不要混淆各科医生的意见

手术要以手术医生意见为准，化疗、靶向和免疫要多听内科医生建议，放疗更需要参考放疗科医生的意见。而不是相互混淆，对于外科医生给出的内科药物治疗建议，内科医生给出的手术治疗建议，都需要谨慎的考虑。

来写一个实例，一位 79 岁的 II 期结直肠癌术后患者，医生建议的是口服阿帕替尼，理由是年龄太大不适合化疗，但为了减少转移复发，选择靶向药阿帕替尼可能有效。听着似乎很有道理，但这就是过度治疗甚至可能是错误治疗。

刚刚写过，避免过度治疗的要点就是看主要治疗药物的适应证和是否符合指南，以及咨询第二位专家。如果患者家属去查，阿帕替尼是晚期胃癌治疗中明确有效的药物，能够延长患者生存期，纳入了中国 CSCO 胃癌指南。但是其药品说明书的适应证完全没有结直肠癌，结直肠癌指南中也没有纳入，这就很有问题。如果患者家属再咨询另外一位专业医生的意见，就会知道没有任何证据说明阿帕替尼用于结直肠癌术后能够起效，只会带来毒性和风险，治疗费用也无法报销，增加了经济负担。

至于标准的治疗措施，很简单，评估患者的体力状态和血常规、肝肾功能等指标，通常来说，单药卡培他滨就是合适的并且最有证据的治疗选择，在这种情况明显优于阿帕替尼。如果体力状态确实不好，卡培他滨选择减量甚至就是停药，不治疗。哪怕不治疗也会比术后口服阿帕替尼更好。（大家注意一个原则，即使是好药，也不能被不分青红皂白地乱用。）

4. 不要轻易放弃治疗

有很多患者家属因为经济原因或者不愿意告诉患者本人真实病情，或者是畏惧化疗出现的不良反应，就选择了术后不治疗，实际这种做法并不好，化疗的不良反应通常并不大也并不危险，尤其是单药的时候，风险更低。建议至少要口服卡培他滨治疗，效果就不错，价格也很低廉，吃不起进口的卡培他滨，国产卡培他滨只需花费数百元且不良反应较低，就可能明显降低肿瘤的复发转移率，因此强烈建议考虑，直接放弃确实太可惜了。

读懂血常规：化疗后白细胞减少的判断与处理

化疗后最容易出现的异常之一是血常规数值改变，因此需要监测血常规，不同的化疗方案查血常规的频率并不一致，消化道肿瘤患者的双药化疗方案通常 1 周复查 1 次即可，而有些三药联合的高风险化疗方案可能需要每隔 3～5 天复查。

1. 血常规常见指标解读

首先，教大家如何看血常规。血常规通常只看 4 个数值（表1）就够了，分别是白细胞、中性粒细胞、血红蛋白和血小板。表 1 还罗列了当这 4 个指标异常时通过 CTCAE 评价严重程度，通常分为 1～4 级，分级越高，风险越高。

表1　血常规的主要指标及化疗后出现下降的严重程度分级

	白细胞 WBC（×10⁹/L）	中性粒细胞绝对值 Neut（×10⁹/L）	血红蛋白 HGB（g/L）	血小板 PLT（×10⁹/L）
正常值（不同医院可能有区别）	3.5～9.5	1.8～6.3	130～175	125～350
化疗后出现下降的严重程度分级				
1 级（轻度）	3.0～正常值下限	1.5～正常值下限	100～正常值下限	75～125
2 级（中度）	2.0～3.0	1.0～1.5	80～100	50～75
3 级（重度）	1.0～2.0	0.5～1.0	< 80，需要输血	25～50
4 级（极重度）	< 1.0	< 0.5	危及生命	< 25

需要注意的是，1 级的下降是安全的，甚至可以继续化疗，比如白细胞 3.2（即 $3.2 \times 10^9/L$，以下表述相同）或者血小板 80（即 $80 \times 10^9/L$），都可以不处理直接进行下一周期化疗。警告：比如白细胞 3.2，打完升白针后升至 > 10，然后开始化疗，实际反而会导致后续白细胞更严重下降，原理在之后叙述。只有 2 级

及以上的下降才需要注射升白针。

当患者复查血常规，出现白细胞下降、贫血或血小板减少时，有专门的 NCCN 指南来指导如何治疗，里面有非常多的定义和知识，比较复杂，本章主要讲解化疗后白细胞减少的一些内容。

白细胞下降是最常见的化疗毒性反应之一，中性粒细胞属于白细胞中的最重要的一类，一般占比 50%～70%，是防止人体被感染的重要成分。中性粒细胞在细菌感染后其比例及绝对数值会出现升高，临床经常可用来和病毒或者其他病原体感染区别。需要注意的是，中性粒细胞数量的重要性大于白细胞，直接决定了患者的感染风险。举例：如果一个患者白细胞 3.5×10^9/L，接近正常，中性粒细胞只有 15%，也就是显著下降的时候，患者的感染风险仍然明显增加。（通常来说，只要白细胞 > 3000/mm³，中性粒细胞 > 1500/mm³，感染的风险很低。）

我们为什么担心白细胞和中性粒细胞下降，实际就是害怕出现感染，可以是细菌、病毒或者真菌感染。严重的感染可以导致死亡，中性粒细胞下降越明显，感染风险越升高。最严重的时候中性粒细胞出现极度下降，其计数低于 0.5×10^9/L 时，临床称为

粒缺状态。如果粒缺后出现发热，属于化疗急症，有精确定义，指的是中性粒细胞绝对值计数< $0.5×10^9/L$，单次体温> 38.3℃，或者 2 次体温> 38℃（间隔 2 小时以上）。

粒缺合并发热是每个肿瘤内科医生都如临大敌的疾病，因为有 10% 左右的死亡率，难以让人接受。当然，目前预防性长效升白针的应用，可以减少粒缺合并发热的出现（指的是化疗输液结束后 24～48 小时内注射预防性长效粒细胞集落刺激因子，药物可以缓慢释放动员骨髓中粒细胞释放）。幸好，在结直肠癌的常规化疗中，极少出现粒缺合并发热，所以绝大多数情况下，长效粒细胞集落刺激因子，也叫作长效升白针，确定不需要使用。

2. 化疗后白细胞减少的判断和处理

首先介绍 CTCAE，这是每个化疗科医生的基本常识，全称为常见不良事件评价标准。本文中使用的是 5.0 版本，用来评估化疗各种指标的异常及症状的严重程度，非常有用，有了这个标准，我们就知道患者化疗后出现异常状况的严重程度，可以指导临床医生进一步处理。

CTCAE 一般分成 4 级，1 级只是轻微异常下降，不需处理，观察即可，2 级严重一些，有时需要对症处理，有时观察，3~4 级就是严重的不良反应，需要及时处理。

需要补充说明以下内容。

(1) 即使是同一分级，风险也和患者状态相关。当患者年龄越大，并发症越多，体力状态越差时，会进一步加剧风险。

(2) 结直肠癌患者一般只会出现 1~2 级中性粒细胞下降，极少出现 4 级。即使出现明显白细胞及粒细胞减少，使用短效的粒细胞集落刺激因子可以迅速恢复。伊立替康对白细胞和中性粒细胞下降的风险较高，使用后的患者需要更为注意。

(3) 经常出现风险的是肺癌患者和肉瘤患者，合并使用较高剂量紫杉醇类化疗药物的时候，可能出现极其严重的粒缺合并感染，甚至致死。紫杉醇类药物是最常见的引起化疗相关性死亡的药物。但这些都和肠癌无关，所以，肠癌的化疗相对要安全得多，患者不要过于担心风险。

如果出现白细胞和中性粒细胞减少怎么办？最重要的药物是粒细胞集落刺激因子，通俗的称呼就是升白针，分为短效及长效，适当的使用可以尽快恢复中性粒细胞数量，减少感染风险。具体建议如下。

(1) 几乎所有的化疗引起的白细胞及中性粒细胞下降，即使不做任何治疗，最终都能恢复，只是时间长短问题。

(2) 在白细胞只是 1 级或 2 级下降时，通常不需要使用短效升白针，尤其是 1 级。有患者曾经质疑过：白细胞都 2.5 了怎么还不处理，感染了怎么办？是不是庸医？其实不是，比如有些肝硬化脾大脾亢患者，常年的白细胞只有 2×10^9/L，甚至还不到，难道需要每隔几天注射短效粒细胞集落刺激因子，肯定不需要。因为 1～2 级感染的风险很低，只需要生活中尽量避免感染就足够。

(3) 如果白细胞下降 1～2 级，但医生预测这些患者中性粒细胞会继续下降，比如应用了较强的化疗方案后，那么仍然应该积极受用短效粒细胞集落刺激因子治疗。

(4) 3～4 级白细胞及中性粒细胞下降的时间越长，越容易合并感染，一旦出现，需要积极治疗。

(5) 进食很重要，营养饮食可以帮助摄入造血原料，化疗后进食越差，越容易引起白细胞及中性粒细胞下降明显。（如果进食差，需要及时静脉输注营养液支持。）

(6) 注射短效粒细胞集落刺激因子的前后尽量与化疗药物间隔 24 小时以上，否则可能会出现骨髓造血功能损伤。

(7) 短效粒细胞集落刺激因子有瑞白、格拉诺赛特等不同品种，一般每次使用剂量 2～5μg/kg，比如一位 60kg 的患者，通常需要使用 120～300μg 的短效升白针。

(8) 长效粒细胞集落刺激因子也有很多种，如津优力、新瑞白、硫培非格司亭等，大多数人尤其肠癌患者无须使用，因为化疗方案一般不强。使用情形分两种：①患者需要进行强烈化疗方案，预判会出现明显中性粒细胞下降风险，应当使用。②第 1 次化疗后检测出现严重中性粒细胞下降甚至合并发热，第 2 次化疗后可以预防使用。注意：①长效粒细胞集落刺激因子是在化疗方案结束后 24～48 小时使用，但一旦注射之后，至少 12 天以上不建议进行化疗，否则可能会损伤骨髓造血功能。②口服卡培他滨也属于化疗，因此 XELOX 方案不允许使用长效升白针，因为注射完长效升白针就不建议继续口服卡培他滨。

(9) 并不是注射升白针越多越好。患者在化疗后出现中性粒细胞下降后有医生要求连续注射 3 天短效升白针，一般不需要，只要白细胞恢复至 $10 \times 10^9/L$ 以上，再继续使用没有意义。长效粒细胞集落刺激因子同样应该非常谨慎地按原则使用。

(10) 市面上有很多口服升白细胞药，有疗效但作用有限，建议最多选取一种口服即可。

总结，出现白细胞及中性粒细胞下降不需要紧张，1级观察即可，2级视情况处理，观察或者注射短效粒细胞集落刺激因子，3级及以上积极予以短效粒细胞集落刺激因子治疗，同时注意营养摄入及严防感染（也就是出门戴口罩，别去人多的地方，远离发热咳嗽人群，环境卫生干净整洁和不吃生冷食物等）。如果4级中性粒细胞减少合并发热，属于肿瘤急症，需要尽快就诊处理。

3. 使用升白针后反而引起骨髓抑制加重的原理

写一下使用升白针后反而引起骨髓抑制加重的原理，这部分内容理解起来有一定难度。人体中有一种非常重要的细胞叫造血祖细胞（hematopoietic progenitor cell），血液中的白细胞是由造血祖细胞分化而来。使用短效或长效粒细胞集落刺激因子后会刺激人体的造血祖细胞进入细胞增殖的 S 期，在这个时刻会对化疗药物非常敏感，一旦这时使用化疗药物，反而极易造成造血祖细胞被杀伤，结果就出现更严重的骨髓功能损伤，表现为复查白细胞的水平更低，骨髓抑制更严重。

这种现象有个专有名词描述，叫"paradoxical myelosuppression"，可以翻译为自相矛盾的骨髓抑制，很形象，注射短效和长效粒细胞集落刺激因子原本是想让白细胞升高，但是一打完立刻就进行化疗，不光是可能无效，反而会引起更严重的骨髓抑制，这就叫适得其反。最直白的理解，刚打完升白针就立刻化疗，患者的骨髓功能受损反而会更严重一些。这种做法应当尽量避免。

而在目前临床上，短效粒细胞集落刺激因子瑞白和非格司亭特，说明书写着与化疗间隔 24 小时使用，就是为避免有医生给患者打完升白针的当天立刻进行静脉化疗。又比如长效粒细胞集落刺激因子津优力或新瑞白，说明书写着要在化疗结束 24 小时之后使用，以及一旦使用，之后 12～14 天不能进行下一周期化疗，就是为避免医生在化疗结束当天进行长效粒细胞集落刺激因子治疗或打完后 12 天内进行下一周期化疗。

4. 化疗后出现血小板减少是否危险，如何处理

血小板是血液中的最重要的成分之一，主要关系着人体的凝血功能。血小板的明显升高可以引起人体出现各种血栓，化

疗之后常出现的是血小板不同程度的减少，引起的是出血风险增高。临床上常用的引起血小板减少的化疗药物有很多种：奥沙利铂和吉西他滨是最常见两种，其中奥沙利铂比较特殊，除了直接损伤骨髓功能，还可以引起肝窦扩张→门静脉高压→脾大→脾亢，脾功能亢进可以导致血小板下降。结肠癌使用的 XELOX 和 FOLFOX 方案有相当一部分比例会出现血小板不同程度的下降，一般比较轻，有时也会出现严重的血小板下降。

（本书后续章节中介绍了一例结肠癌使用奥沙利铂之后罕见的血小板永久减少的病例。）

血小板下降的严重程度分级如下所示。

- Ⅳ级：血小板低于 $25 \times 10^9/L$。

- Ⅲ级：血小板（$25 \sim 50$）$\times 10^9/L$。

- Ⅱ级：血小板（$50 \sim 75$）$\times 10^9/L$。

- Ⅰ级：血小板 $75 \times 10^9/L$ 至正常值下限。

实际上，即使出现血小板减少，出现严重出血的比例也非常低，医生最担心的致死性脑出血，大多数也不会出现。也就是说，如果没有基础疾病的出血风险，血小板下降大可以不必慌张。即使是最严重的Ⅳ级血小板下降，有的患者已经出现皮肤黏膜、结膜、消化道出血和咯血，绝大多数经过积极治疗都安然无恙，化疗引起血小板减少导致致死性脑出血之罕见，目前仅有个例报道。

一般情况下，Ⅰ级和Ⅱ级的血小板减少都问题不大，Ⅲ级血小板减少需要注意，Ⅳ级血小板减少需要严密的关注，如果Ⅲ级、Ⅳ级血小板下降合并出血表现，非常值得关注。

继续简单罗列一下知识。

① 国家制订的输血指征，血小板 $< 10 \times 10^9/L$，或者血小板在 $10 \sim 50 \times 10^9/L$ 但合并出血表现。这都意味着应该住院输血小板的严重情况。除此之外，问题都不大。

② 血小板在 75 以上的可以很放心的继续化疗，这属于Ⅰ级下降，没有问题。见过一位患者化疗后血小板 30 多，没有出血表现，医生要求绝对卧床休息，这完全用不着，只要不去从事危险活动有摔倒风险，通常都没什么问题。

③ 化疗后血小板下降之后，即使不给任何升血小板的治疗，也会逐渐恢复正常。

④ 决定血小板下降幅度和持续时间的是患者的骨髓功能和化疗药物的强度，而不是升血小板药物。

⑤ 升血小板药物分口服和注射：注射药物有白介素 11 和特比澳，一般在血小板低于 $50 \times 10^9/L$ 时使用，效果尚可。口服药物的效果通常较差，比如氨肽素、升血小板胶囊等，花生衣泡水也有轻微的作用。最重要的是第 4 条。

⑥ 部分患者会出现血小板降低，注射特比澳或白介素 11 后，血小板会持续升高，有时升到 $500 \times 10^9/L$ 以上，增加血栓风险，必要时抗凝。

⑦ 注射特比澳和白介素 11 可能引起副作用，尤其是后者，可能诱发过敏、水肿和心律失常。如果是本身存在心脏病的老年人，需要慎重，或者采用每日 1.5mg 较为安全，尽量不要使用 3mg 剂量。

⑧ 从原则上，上述两种药物也应该和化疗间隔 24 小时以上。当然，口服升血小板药物可以和化疗一起使用。

⑨ 如果第一周期化疗后出现严重血小板下降，第 2 周期化疗后 24～48 小时可以每日注射白介素 11 或特比澳进行预防，但不适用于口服的 XELOX 方案，因为不建议在口服化疗药物期间进行注射。

⑩ 如果 XELOX 化疗后，口服卡培他滨期间出现血小板 75

以上，可以继续口服，无须处理。如果50～75，按照原则应停用口服化疗药，升血小板治疗直至75以上继续服用，特殊情况为了保证疗效可以继续口服化疗，但如果血小板低于50，一定需要停用。

总而言之，化疗引起血小板下降后不用太担心，风险极小，至少比化疗后粒缺合并发热的风险要低得多，按照血小板的下降程度对症处理，有出血征象及时住院治疗即可。

简单总结如下。

- Ⅰ级血小板减少：不影响化疗，无须担心。可以考虑加升血小板口服药，比如氨肽素，选择一种即可。

- Ⅱ级血小板减少：建议暂停化疗，直到恢复到Ⅰ级后继续治疗。口服升血小板治疗，考虑注射特比澳或白介素–11。

- Ⅲ级血小板减少：必须停止化疗，直到恢复到Ⅰ级后继续治疗。注射特比澳或白介素–11。

- Ⅳ级血小板减少：必须停止化疗，直到恢复到Ⅰ级后继续治疗。注射特比澳或白介素–11。同时，下一周期化疗建议减量10%～20%进行。

5.化疗后出现严重呕吐、不能进食、虚弱无力及体力快速下降怎么办

在选择化疗之前，患者和家属会有很多担心，比如化疗的疗效会如何，经济花费会是什么样（我曾撰写过文章解释标准方案的花费其实不高），如何评价化疗疗效，诸如此类。但大多数患者和家属最担心的，是化疗是否给身体造成明显的毒副作用，从而导致严重的痛苦。比如担心化疗后会不会出现严重恶心呕吐、不能进食、乏力、体力状态的快速下降，这可能会导致病人身体垮的更快。同时，这种情况下患者摄入能量不足，骨髓抑制风险也明显升高，合并感染的风险也增大。

这是真实存在的风险，临床上间断能够见到。越强的化疗方案，化疗之前的预防措施越不充足、患者初始的体力状况越不佳，就越有可能出现上述的情况，甚至会有患者因进食差、体力弱，化疗后躺床上1个月都起不了床。

但是，需要知道的是，上述这种情况通常很少见，越有经验的化疗科医生实施化疗时就出现以上情况的可能性越低，哪怕第一次出现了，也可以通过积极的支持治疗快速缓解，第2周期化疗可以通过剂量调整明显减轻不良反应，以减少和避免

这种情况的出现。

本文说的主要是两件事：化疗前的预防，出现后如何治疗。

化疗前预防的重点如下。

(1) 预防恶心呕吐。这在既往的止吐文章中已经写过，医生可以依据患者的情况以及化疗方案导致恶心呕吐的风险，采用二联、三联和四联止吐，通过加用足量的地塞米松、帕洛诺司琼等5-HT$_3$拮抗药、阿瑞匹坦和再普乐，绝大多数的患者接受化疗后的恶心呕吐都可以预防。

(2) 制订合适的方案和剂量。医生需要评估患者的年龄和体力状态。化疗一般分为单药化疗、双药化疗和三药化疗。医生可以评估后制订合适的化疗方案，如果患者高龄、合并症多或者体力状态差，可以在标准剂量的基础上下调10%～30%。但如果患者状况良好，仍然建议标准剂量保证疗效。

(3) 营养支持和提高体力状态的理念要贯穿于整个阶段。如何改善体力状态我已经在前文撰写过。很多患者家属不知道在诊断恶性肿瘤后到底要做些什么，我很确定的说，除了标准的规范化治疗，家属能做的就是帮助营养支持，尽可能改善体力状态，这样治疗的风险才会降低，存活的机会越大。诊断恶性肿瘤后就像是经历一场战斗，家属作为后备军，就是鼓励和支持，想方设法地改善体力状态。切忌寻求不靠谱的治疗方式和食物。

(4) 改善睡眠，缓解焦虑心态。睡眠差和焦虑可能会加重化疗后的呕吐、食欲差等不良反应。必要时可以请神经内科会诊，采用药物助睡眠和缓解焦虑，尽可能放松地接受治疗。

出现后治疗的重点（就是积极的对症处理和营养支持）

(1) 刚出现轻度呕吐及食欲下降时。可以加用地塞米松联合 5-HT$_3$ 拮抗药止吐处理。加用甲氧氯普胺（胃复安）促进胃肠动力、消化酶助消化、米托索促进食欲（血栓病史禁用）。

(2) 当患者出现不能进食，体力状态明显下降时，甚至走路困难时。尽量不要在家里，而是应该住院治疗。因为人是铁饭是钢，不能进食短时间还可以接受，但当患者不能进食或进食量急剧下降，持续超过 2 天并开始出现精神差和疲乏的时候，一定要认识到问题的严重性，这可能存在危险，不是在家撑着就可以好转，有可能会继续恶化。所以要尽快求助于医生，住院进行对症和静脉补液支持治疗，补充水分和营养会促进患者恢复，减少严重事件的发生。

补液有很多复杂的公式，为了读者方便理解，简单地把静脉补液分为 4 个模式，由简单到复杂：①普通的 5%GNS（也就是糖盐）。② 5%GNS+ 氨基酸及脂肪乳：③ 5%GNS+ 卡文，卡文还分为 1440ml、1920ml 和 2400ml。不同情况不一致，一般和患者的体重有关。大多数情况下，卡文已经足够为患者提供需要的能量。④ 3L 袋（一般外科术后补液使用，普通情况极少用）。最后再根据电解压的情况适当补钾补钠。

及时的营养支持可以减少患者的乏力时间和并发症的风险。在不能进食时，哪怕只补充普通的糖盐也对患者有利。只要积极的营养支持和补液对症，患者的风险就明显下降，体力状态能够尽可能维持。

(3) 需要监测血常规和肝肾功能、电解质、预防感染。当不能进食，体力快速下降时，营养跟不上就出现造血原料缺乏，由此更容易出现血常规中白细胞及粒细胞下降，也更容易导致粒缺合并感染。因此需要更频繁的监测血常规，如有异常及时纠正。不能进食也会出现低钾和低钠血症，摄入液体不足可以导致血尿素氮升高甚至肌酐异常，因此需要抽血检测，如果异常应及时纠正，以避免更大的风险。

总结：即使出现了严重的化疗不良反应，呕吐、不能进食及体力快速下降，也可以通过及时的对症处理、补液、营养支持纠正和改善，重点是第一要做好预防措施。第二是出现后要注意监测血常规和电解质等指标。另外，在临床工作中，我个人其实觉得经常还有欠缺，临床实践中应该多请营养科会诊协助改善患者营养状态，请睡眠专家会诊协助改善患者睡眠状态，这些也很重要。

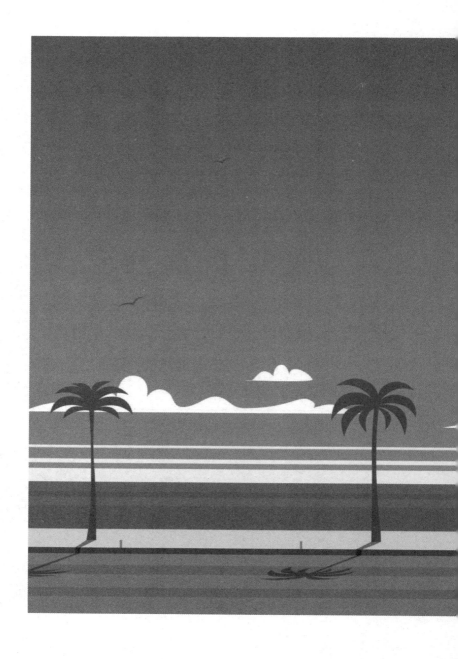

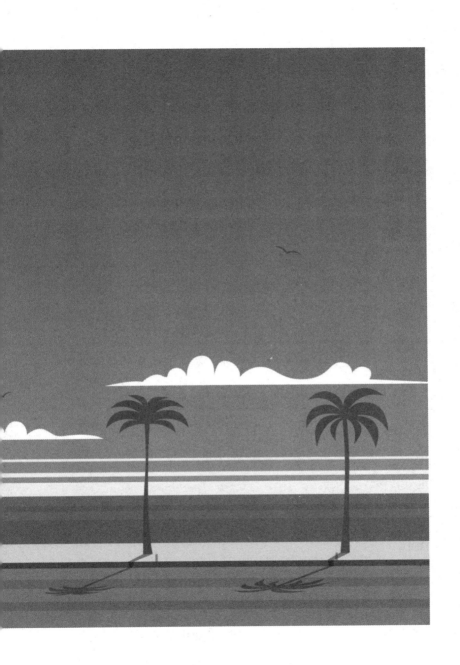

结肠癌术后病理分期的问与答

手术后的病理报告至关重要，可以判断预后并且决定了后续的治疗方式。在结肠癌的术后病理，是靠 T 和 N 的数值来判断肿瘤的严重程度。T 指的就是原发肿瘤，主要看肿瘤对肠壁的浸润深度，越深则越严重。而 N 是指淋巴结，淋巴结转移越多越严重。M 指的是远处转移，比如结肠癌的肝转移或肺转移，都属于远处转移。

目前最权威的结肠癌分期标准为 AJCC（第 8 版），见表 2 和图 1。

对于一位根治术后患者，最重要的就是以上的 T 和 N 的分期。举例说明，一个患者病理报告肿瘤侵及浆膜下层，为 T_3，淋巴结 4 个转移，为 N_{2a}，那么 TNM 分期就是ⅢB 期 T_3N_{2a}。所有的术后

表 2　AJCC 肿瘤分期（第 8 版）：结肠癌

T 分期	描　述
T_X	原发肿瘤不能评估
T_0	原发肿瘤无证据
Tis	原位癌：局限于上皮内或侵犯黏膜固有层
T_1	侵犯黏膜下层
T_2	侵犯固有肌层
T_3	穿透固有肌层到达浆膜下层，或侵犯无腹膜覆盖的结直肠旁组织
T_4	侵犯脏腹膜或者侵犯或粘连于邻近器官或结构
T_{4a}	侵犯脏腹膜（包括大体肠管通过肿瘤穿孔和肿瘤通过炎性区域连续浸润脏腹膜表面）
T_{4b}	侵犯或粘连于其他器官或结构
N 分期	**描　述**
N_X	区域淋巴结不能评估
N_0	无区域淋巴结转移
N_1	1～3 枚区域淋巴结转移（淋巴结内肿瘤最大直径 ≥ 0.2mm）或存在任何数量的癌结节，同时所有可确认的淋巴结无转移
N_{1a}	1 枚区域淋巴结转移
N_{1b}	2～3 枚区域淋巴结转移
N_{1c}	浆膜下、肠系膜、无腹膜覆盖结肠 / 直肠周围组织内有肿瘤种植，无区域淋巴结转移

N 分期	描 述
N_2	4 枚区域淋巴结转移
N_{2a}	4~6 枚区域淋巴结转移
N_{2b}	7 枚区域淋巴结转移

M 分期	描 述
M_0	无远处转移
M_1	远处转移
M_{1a}	远处转移局限于单个器官（如肝、肺、卵巢、非区域淋巴结），但没有腹膜转移
M_{1b}	远处转移分布于 1 个以上的器官（不包括腹膜转移）
M_{1c}	腹膜转移，有或没有其他器官转移

患者都可以通过 AJCC 的分期系统判断自己的病理分期，从而知道疾病的严重程度。

　　详尽准确的病理报告非常重要，但很可惜，病理医生的报告有时也会存在各种问题，有时甚至导致 TNM 分期不准确，对治疗造成困扰。所以在临床实际运用的时候会有很多问题，如下所述。

结肠癌分期（第8版）		N_0	N_1/N_{1c}	N_{2a}	N_{2b}
Tis	0				
T_1		I	IIIA	IIIA	IIIB
T_2		I	IIIA	IIIB	IIIB
T_3		IIA	IIIB	IIIB	IIIC
T_{4a}		IIB	IIIB	IIIC	IIIC
T_{4b}		IIC	IIIC	IIIC	IIIC
M_{1a}		IVA	IVA	IVA	IVA
M_{1b}		IVB	IVB	IVB	IVB
M_{1c}		IVC	IVC	IVC	IVC

图1 AJCC 肿瘤分期（第 8 版）

1. 经常有病理报告描述肿瘤侵犯肠周脂肪组织、侵及浆膜或者侵犯全层，这三种表达到底是什么意思

(1) 侵犯肠周脂肪组织，很多医生分为 T_4，这很确定是错的，应该是 T_3，因为浆膜没有脂肪组织，脂肪组织是在浆膜下，所以是 T_3，只有侵犯了浆膜才是 T_4。

(2) 侵及浆膜。有的医生认为是 T_3，有的医生认为是 T_{4a}。实际这是文字表达方式不同，就看怎么理解。侵及浆膜如果理解成浆膜被侵犯了，那就是 T_{4a}，如果是理解成虽然侵及浆膜但只是相连、并未侵犯，那就是 T_3。在大多数情况下，应该理解为是 T_3。

(3) 侵犯全层。这也是不标准的写法，很大可能性是 T_3，也不除外是 T_{4a}，按照标准，病理医生不允许这么描述，而是需要写清楚肿瘤和浆膜的关系。

所以，希望病理科医生好好写清楚报告，临床医生和患者家属其实就想知道浆膜层到底有没有受到肿瘤侵犯，仅此而已。(病理科医生其实专业要求非常高，病理科医生非常重要。)

2. 病理报告的结果和外科医生的手术记录不相符

这是令人头痛的问题。外科医生做完手术后告知家属肿瘤比较严重，侵犯浆膜甚至突出浆膜侵犯周围脏器，属于 T_{4a} 甚至 T_{4b}，但是病理科的报告就说肿瘤侵犯的是浆膜下，属于 T_3。两者的预后及术后的治疗策略可以有明显不同，因此弄清楚 T 分期很重要。

麻烦之处在于，外科医生术中看见侵犯浆膜时候，实际上既可能是 T_3，也可能是 T_4，可能有下列两种情况：第一种情况是肿瘤可能合并炎性反应，这种炎性细胞可能会侵犯浆膜，并且与周围脏器粘连，但实际上肿瘤本身仍然只是 T_3，没有侵犯浆膜，只是炎性反应累及了浆膜；第二种情况是肿瘤就是侵犯了浆膜。但是因为病理科技术员取材没有取到最严重的部位，而是取到相对病变较轻的部位，那么病理科医生读片也就只能看到浆膜下，这就导致了病理报告的准确性不足。

问题在于，我们无法判断到底是什么情况。那么碰见这样的病例，有两个选择，第一个就是重新按标准取材和仔细阅片确定到底是 T_3 还是 T_4。第二个，实在确定不了，可以考虑折中。举例：病理是 T_3N_1 应该 4 周期 XELOX，T_4N_1 可以 8 周期 XELOX，那么可以考虑折中予以 6 周期 XELOX 方案化疗。

3. 清扫的淋巴结数量是由谁决定的

淋巴结取材的数量很重要，经常反映的是手术质量。结肠癌要求最少 12 枚以上的淋巴结。但临床上经常碰见取材淋巴结低于 12 枚的情况。这有两种可能：①确实是外科手术的质量欠佳，清扫的范围不够；②病理科的原因，但并非病理科医生的"锅"，而是取材技术员。技术员在处理手术标本时如果比较疏忽或者懒得仔细分拣淋巴结，有可能淋巴结就少，如果非常仔细认真，可能就找到比较多的淋巴结供病理科医生镜下检查。

笔者知道国内有些顶尖的外科医生经常手术完后标本留给自己的研究生处理，要求仔细分拣淋巴结，相同的情况经常能比病理科多挑出 10 多枚淋巴结，这样一来分期更准确，二来确实可以显示医生的手术水平高，清扫的淋巴结多。

当结肠癌术后病理检测找到的淋巴结不足 12 枚时，病理科应当重新再分拣一次，寻找可能遗漏的淋巴结，但是这一步经常被省略。

4. 关于病理报告中的分期 M_x

很多患者见过有的病理报告给出分期，比如 $T_3N_1M_x$，会很奇怪，查询一下 M_x 是不详的意思，就是不知道是否存在远处转移。所以会问病理科为什么会写 M_x，答案很简单，因为病理科只能写 M_x。大家想想，手术之后，病理科能拿到的只有普外科切除的组织，只能通过检查这些组织得到信息。如果患者术前有肝转移，或者有腹膜转移，但没有被切除，病理科医生可能不知道这些信息，所以只能写 M_x。具体有无远处转移是依据术前 CT/MRI 和术中所见来判断。

最后，我们需要准确的病理分期，结合术中所见，以及术前完善的影像学检查（通常胸部 CT 平扫及腹部增强 CT 就够了），必要时结合术后的胸腹部增强 CT，才能最准确地判断一位患者的病情。在胃癌及其他消化道肿瘤也经常会出现类似情况，举个例子，临床中见过一位胃癌术后的患者，看病理报告分期是ⅢA期，家属说外科医生说切除干净了，那治愈机会不小。结果拿到术前增强 CT 一看，腹主动脉旁多发淋巴结肿大且融合，一看就是转移，实际在术后复查 CT 发现淋巴结并没有被切除，这位患者真实病情是Ⅳ期。所以光看病理报告，有可能出现错误的判断，有时需要综合患者所有的信息才能得到最准确可靠的结论。

读懂结肠癌的手术病理报告

　　每个结肠癌的手术标本都会出具一份病理报告，有的医院的病理科做得很好，出具的报告非常准确和详细，当然，也有医院的病理科的报告不够规范，不能翔实准确地描述手术大体标本和病理征象，极少情况下甚至不够准确。本章主要是教导大家怎么阅读病理报告。

一、一份不错的病理报告中应该包含的信息

1. 肿瘤位置

　　比如肿瘤位置在升结肠、乙状结肠、横结肠或是降结肠、直肠。（**解读**：右半结肠癌对比左半结肠癌预后略差，直肠癌越靠下段的预后相对越差。）

2. 病理类型

比如高中低分化腺癌、黏液腺癌、印戒细胞癌及神经内分泌癌等。(**解读**：黏液腺癌的预后只比普通的腺癌略差，但印戒细胞癌及神经内分泌癌的预后要差得多。)

3. 肿瘤大小

肿瘤大小和预后相关。(**解读**：并不绝对，有时Ⅱ期的肿瘤反而直径越大预后越好。)

4. 肿瘤侵犯深度 T

侵犯深度和生存率显著相关，最重要的参考指标。

5. 淋巴结阳性转移枚数 N

淋巴结转移枚数与生存率显著相关，最重要的参考指标。

6. 淋巴结共清扫的枚数

通常来说清扫的越多越好，至少要求 12 枚以上，40 枚不嫌多。

癌结节：也叫肿瘤沉积（tumor deposit，TD），第 8 版 AJCC 分期将其定义为在原发肿瘤周边，在结直肠周围脂肪组织内的卫星结节，这种结节全部由肿瘤细胞形成而没有残余的淋巴结成分。单个癌结节的风险超过了单个淋巴结转移，目前定义为 N_{1c}。

7. 有无复发转移的高危因素（Ⅱ期）

低分化或未分化、淋巴管 / 血管侵犯（**解读**：也叫脉管癌栓）、肠梗阻、手术清扫后的淋巴结少于 12 枚、侵犯神经、局部肠穿孔、断端切缘有问题（切缘阳性或者不确定是否阳性或肿瘤邻近切缘）。注意：只有在Ⅱ期中这些因素是高危因素，在Ⅰ期、Ⅲ期或Ⅳ期，以上大多数因素都不是高危因素，只是危险因素。

8. 直肠系膜切除的完整性

只针对直肠癌，因直肠癌的局部复发率高，要求进行高质量的 TME，也就是全直肠系膜切除术，这样术后局部复发转移率低。分为完整切除、接近完整切除和不完整切除。（在直肠评估系膜切除的完整性很重要，但国内的病理报告经常欠缺该项。）

9. 环周切缘是否阳性

仅限于直肠癌。如环周切缘阳性，局部复发率高。

10. 免疫组化

(1) MMR 蛋白：最重要，分 4 个指标，即 MLH1、MSH2、MSH6 及 PMS2，所有阳性意味着 pMMR，指的是普通类型的肠癌。如果任何一个或多个呈现阴性，称为 dMMR，比例低，恶性程度低，预后好，对化疗不敏感，Ⅱ 期的结直肠癌如果为 dMMR，进行术后化疗可能转移，复发率反而升高。

(2) HER-2：其结果不影响术后治疗，有 3%～5% 比例的肠癌属于 3+，等同于 HER-2 扩增，如出现术后转移复发可采用曲妥珠单抗针对性 HER-2 治疗。

(3) P53：阳性通常意味着预后变差，但未被纳入高危因素。

(4) Ki-67：与细胞增殖相关，在乳腺癌与预后明显相关，但在肠癌无意义，仅供参考。

(5) 其他：如 CK7、CK20、CDX2 等，通常都是协助诊断是否是肠腺癌的指标，对判断预后和指导治疗无价值。

11. 基因检测

最重要的是 K-ras、N-ras、B-raf。任何一项存在突变通常提示术后复发转移风险轻度升高，但不影响术后化疗决策。在转移复发结肠癌的治疗方案，上述三个指标最为重要，因为影响治疗方案的决策。另外还有推荐做昂贵的二代测序 NGS，来判断有无存在 NTRK 等有用靶点，但目前不影响术后患者的治疗，几乎不能获益，仅限于有经济实力的患者。建议用于晚期转移性结肠癌。

二、病理报告的几个注意点

(1) 肿瘤侵犯结直肠周围组织时，病理分期为 T_3，不要错分为 T_{4a}。

(2) Ki-67 指标在肠癌术后的作用不明，和预后无关，几乎没有参考价值。

(3) "Tumor budding" 就是指肿瘤出芽，也被认为预后高危因素之一，分为 $\leqslant 4$、$5\sim9$、$\geqslant 10$。分数越高代表肿瘤侵袭能力强，预后越差。高级别的肿瘤出芽已经明确和术后复发转移风险增高相关，病理报告应该提供。但国内尚且有不少病理报告并没有提及，或者描述的不够详细。

(4) 评判分期不能只看病理报告，病理报告只能反映手术切除的病理标本的基本情况。在少见情况下，手术只是姑息切除了一部分，比如是ⅢA期，但其实术中发现腹膜转移不能切除，那么患者的分期仍然是ⅣC期（按照腹膜转移分期），而不是看切除的病理分期ⅢA期。

结直肠癌手术病理标本的检测指标

前面已经阐述了简单的结肠癌病理知识，本章补充关于结直肠癌患者的手术病理标本的检测指标的知识。以问答的形式来向大家介绍结直肠癌患者的手术病理标本到底应该检测哪些指标，有哪些方法，有什么用处。

1. 对于结直肠癌的患者，无论是手术还是肠镜取的病理组织，有哪些检测方法及价格

最简单的是免疫组化，还有 PCR、FISH、NGS 等检测方法。比如 Ki-67 的数值就可以从免疫组化得出，K-ras、N-ras 和 B-raf 可以从 PCR 或 NGS 法测出是否存在突变。在上述检测方法中，

免疫组化价格最为低廉，其次是 FISH 和 PCR，最昂贵的是 NGS 测序。前两者都可以报销，NGS 测序一般是自费。

2. 为什么病理科要检测很多指标？具体用来做什么

先通俗地说一下病理科常规程序，手术标本或肠镜等标本会交由专门的技术员取材和制片，交由病理科医生在显微镜下，先看形态来判别肿瘤性质，需要做常规的数种免疫组化等检测协助诊断（比如 Ck7、Ck20、CDX2 等），碰见疑难杂症的标本、难以区分性质的还需要做更多免疫组化检测并且共同讨论。（病理科医生的诊断非常重要。）

通常来说，检测指标的用处分 2 种。

(1) 区分肿瘤类型：有人会说结直肠的肿瘤有什么可区分的，不都是癌吗？但实际是需要区分的，结直肠的恶性肿瘤不光有腺癌，还有印戒细胞癌、神经内分泌癌、淋巴瘤、各种肉瘤、转移癌等，如果把结肠神经内分泌癌当成结肠腺癌来治疗，无疑是错误的。同样在胃和肝脏的恶性肿瘤也需要区分特殊类型。举个例子，以前有位年轻女性患者胃痛，外院胃镜发现胃部溃疡性病变，病理提示腺癌，于是诊断成胃腺癌。然后来我院做了胃癌根治术，术后病理科医生看完手术标本切片说不对，这不像胃癌的特点，加染了多个免疫组化，发现乳腺癌的 ER、PR 指标表达强阳性，后完善检查发现乳腺结节并进行了穿刺活检，最终诊断为乳腺癌胃转移，当然这是罕见例子。

(2) 进一步了解肿瘤的性质和特点：这是今天重点要谈的问题，后续只谈这些指标的检测。在这些病理检测指标中，最有意义的有以下几个。

① 结肠癌的 MMR 蛋白的免疫组化检测，一般染 MLH1、MSH2、MSH6 和 PMS2 这 4 个指标，结果分为 dMMR 或 pMMR，如果 4 个指标全是阳性，为 pMMR，如果其中任意 1 个或多个阴性，则为 dMMR。(注意，免疫组化的准确性分医院病理科，有的单位准确度欠佳)。dMMR 肠癌的治疗和 PMMR 肠癌经常不同，后续会阐述。

② K-ras、N-ras、B-raf 基因检测：可以通过 PCR 和 NGS 方法检测。每个指标的结果都可以分为野生型和突变型。全野生型（意思是这 3 个指标都没有突变）预后优于 K-ras/N-ras 任一突变优于 B-raf 突变。B-raf 突变最差，但注意的是，这些突变对预后的价值是和肿瘤分期相关的，I 期的肠癌术后即使有 B-raf

突变，对预后的影响也很小。

③ HER-2、NTRK 等少见基因突变的检测：HER-2 可以用免疫组化、FISH 或 NGS 检测。意义在前面阐述过了。还有 NTRK 等罕见突变可以用 NGS 检测。这些一般在结肠癌术后通常没有指导价值，但在转移性结直肠癌可以通过这两处靶点选择更好的治疗方案。

3. Ⅰ期结直肠癌术后需要检测什么病理指标

如果病理结果诊断是Ⅰ期结直肠癌，其实可以不检测任何指标。无论检测 MMR、RAS 或 B-raf 后的结果是什么，都不需要术后辅助治疗。当然，如果家里有多个直系亲属也患有肠癌或子宫内膜癌等肿瘤，怀疑是林奇综合征，可以做 MMR 免疫组化协助诊断。

4. Ⅱ期结直肠癌术后需要检测什么病理指标

(1) 必须做 MMR 蛋白检测，明确是 dMMR 或 pMMR。因为要依据结果决定术后治疗方式。

(2) K-ras、N-ras、B-raf 这三个指标对预后有指导价值，但是对术后治疗方式无影响，可做可不做。

(3) NGS 检测不需要做。因为无法指导术后化疗，不能改善生存期使患者受益。

5. Ⅲ期结直肠癌术后需要检测什么病理指标

建议做 MMR 蛋白和 K-ras、N-ras、B-raf 基因，可以指导预后，但目前尚不能更改标准治疗方案。同样不需要做 NGS 测序。

6. Ⅳ期结直肠癌需要检测什么病理指标

Ⅳ期结直肠癌是最复杂的情况，依据病情轻重，可以分为可切除转移性结直肠癌、潜在可切除转移性结直肠癌和不可切除转移性结直肠癌。越严重的情况越建议全面检测，依据结果来决定化疗、靶向治疗或免疫治疗的方式。所以建议完善 MMR 蛋白和 K-ras、N-ras、B-raf、HER-2 检测。如果经济条件良好，也建议行 NGS 测序寻找潜在的治疗靶点，可能得到更好的治疗（注意，做完 NGS 测序后能找到良好靶点的可能性低于20%，大多数患者即使完善 NGS 检测，仍不能找到有用的靶点）。

最后，有经济实力的患者想多检测病理指标多了解自己的病情，做自费的 NGS 测序，那当然没有问题，但经济条件有限的患者只做最重要的病理检测即可。

结肠癌手术病理标本与 NGS 测序

很多结直肠癌术后患者可能遇到的一种情况，医生建议进行 NGS 测序，价格因不同的公司和不同的"panel"（可以理解为检测的基因数量）而异，有的公司价格可以超出 2 万元，对于大多数患者是不小的负担。

那么，做这个 NGS 基因测序的意义是什么呢？笔者会用简单问答的形式进行介绍。此外，希望患者记着笔者总结的一个道理：任何肿瘤的检查和治疗手段，在不同病情的患者和不同时期发挥的作用并不相同，有时需要医生甚至 MDT 团队慎重评估才能做出最有利的决定。

1. NGS 基因测序是什么样的检查手段

NGS（next-generation sequencing）指的是第二代测序技术，又叫作高通量测序，简单的理解就是一种新的测序手段，可以对大规模的基因组序列进行测定。这样可以更全面地了解肿瘤的性质。

2. NGS 基因测序在肿瘤上有什么用处

恶性肿瘤的形成实际是基因突变的累积，绝大多数肿瘤可以检测到异常的基因突变，其中很多没有意义，也有一些基因突变比如重要的驱动基因可以成为药物的潜在靶点用于治疗肿瘤。同时，检测出的基因突变还可以协助判断肿瘤的恶性程度，预测预后。NGS 可以对肿瘤细胞进行数百项的基因测序，寻找有意义的靶点突变。

但是，第一，大多数患者找不到有效靶点。第二，即使找出靶点，国内未必有靶向药物。第三，即使有靶向药物，基本也是用于晚期转移性患者，尤其是常规方案治疗无效的患者才能够获益。也就是即使找到靶点，目前也对结直肠癌患者术后的治疗无影响，更不可能让患者活得更长。

3. NGS 基因测序检测适用于何种结直肠癌患者

同上个问题的回答，NCCN 权威指南推荐：NGS 测序用于转移性结直肠癌患者，而不是术后患者。

4. 有些医生宣称 NGS 基因测序对结直肠癌术后很有用，可以依据该检测结果制订治疗方案和靶向用药，这是真的吗

不是。从基因测序可能对患者有用的三方面说起：预测预后、寻找靶点和改进术后标准化疗方案。

(1) 预测预后：这确实可以，比如结直肠癌需要知道的 MSI 状态、K-ras、N-ras、B-raf 等基因，均可以通过 NGS 测序判断，但是这些重要的结果完全可以使用常规的免疫组化及 PCR 法检测，价格便宜还可以报销。因此不需要做 NGS 测序。

(2) 寻找靶点：确实可能找到靶点，问题是即使找到也无效。结直肠癌术后的患者无法通过靶向治疗代替常规治疗，至少目前不行。即使出现转移复发，再取病理做 NGS 测序也来得及，因为肿瘤有个特性，就是不断变化，显然复发转移灶的 NGS 检测结果比手术标本的结果更为准确。

(3) 改进术后标准化疗方案：目前做不到，因为通过 NGS 方

法筛选结直肠癌对化疗药物的敏感性并不可靠，已经有文献反复尝试但均失败，因此不适合临床使用，否则早就被 CSCO 和 NCCN 指南所采纳和推荐。如果有的医生认为做 NGS 就可以调整患者术后化疗方案，而且真就这么做了，这是非常危险的事情。因为 NGS 报告中关于化疗敏感性的结果是没有意义的，擅自更改术后标准化疗方案的结果往往是复发转移率的升高。

笔者并不反对 NGS 测序，这是肿瘤治疗未来的方向，取标本做检测也不增加患者的创伤，多知道肿瘤的基因测序结果至少不是坏事。只是反对在结直肠癌术后患者无差别推荐 NGS 测序，尤其对于一些经济负担很重甚至借钱看病的患者，没必要让他们做昂贵而意义不大的检查。

随着医学的不断发展，很显然 NGS 测序会越来越规范、准确性不断升高、价格会不断下降，性价比会越来越高，医保也肯定会纳入。患者的负担逐渐变小，那时候才是 NGS 真正发力的时候。

如何预测结肠癌患者术后的5年生存率

　　影响恶性肿瘤术后预后的因素非常多，所以在临床上医生很难综合权衡各种因素的影响，预测也常常不准确。本章给大家介绍一款可以自己手动预测结肠癌术后患者的5年生存率的工具，结果可能比从医生或者书本、文献中得到的数值要准确得多。这款查询工具是由美国纪念斯隆－凯特琳癌症中心（Memorial Sloan-Kettering Cancer Center，MSKCC）研发的，该研究中心是美国顶级的癌症中心之一，为肿瘤的诊疗做出过很多贡献。翻译后教给大家如何使用这个工具。

　　先打开下面的网址（https://www.mskcc.org/nomograms），进

入官网，可以看到"colorectal cancer"，就是指结直肠癌，点击进入后，可以选择看 DFS 及 OS。DFS 指的是无病生存期，OS 指的是总生存期（无病生存的概率，指的是术后 5 年或 10 年的时候，患者有没有出现肿瘤复发）。

或者直接输入网址（https://www.mskcc.org/nomograms/colorectal/recurrence_free），会看到 6 个问题。

"Was cancer present in the lymphatic or blood vessels, or in or around the nerves?"（术后的结肠癌病理是否存在淋巴管或血管癌栓，或者有神经侵犯？）是选 "Yes"，否选 "No"。

"Does your colon cancer show microsatellite instability?"（术后的结肠癌是否存在微卫星不稳定？）是选 "Yes"，否选 "No"。

（**解释**：微卫星不稳定的检测是检查术后病理的 MLH1、MSH2、MSH6 和 PMS2，如果全部是阳性，属于微卫星稳定，选 "No"，如果任何一个是阴性，属于微卫星不稳定，选 "Yes"。）

"How many positive lymph nodes were taken during your surgery?"（手术后发现阳性淋巴结有多少枚？）输入病理结果中淋巴结阳性数目即可。

"Did you receive chemotherapy after your surgery?"（你在术后接受化疗了吗？）化疗了选择"Yes"，没有化疗选择"No"。

"Were tumor-infiltrating lymphocytes present in your colon tumor?"（术后的结肠癌病理中有肿瘤浸润淋巴细胞吗？）有选择"Yes"，没有选择"No"。

"What was your tumor（T）stage?"（患者肿瘤T分期？）输入报告上的T分期即可。

最后，点击"calculate"（计算），得到最终结果。

需要补充的是，在中国顶级的肿瘤治疗中心，结肠癌患者的生存率很可能会高于计算出的数字。

此外，这个网站还提供了比如乳腺癌、胃癌、肝癌的生存率的估算，同以上步骤类似，有需要了解的可以自己动手。当然，以上的计算来源于美国肠癌患者的大宗数据，仅供大家参考。

结直肠癌术后常用化疗方案

本章简单介绍结直肠癌术后化疗基本知识和化疗剂量的计算。

结直肠癌术后的标准化疗方案目前主要三种。

1. XELOX

奥沙利铂 130mg/m^2 第 1 天，卡培他滨 1000mg/m^2 每天 2 次，早晚餐后半小时内服用，每日总剂量 2000mg/m^2 第 1～14 天，每 3 周重复。（**注：**大多数患者的体表面积在 1.5～2m^2，卡培他滨计算后的用量就是每天 3000～4000mg，相当于每天 6～8 片。）

2. 改良 FOLFOX6

奥沙利铂 $85mg/m^2$ 第 1 天，之后亚叶酸钙 $400mg/m^2$ 第 1 天，随后氟尿嘧啶 $400mg/m^2$ 团注（团注指的是 1～5 分钟内注射），随后氟尿嘧啶 $2400mg/m^2$ 持续静脉输注 46～48 小时，每 2 周重复。

（为什么叫改良 FOLFOX6，是因为标准 FOLFOX 方案有 FOLFOX1-9，标准 FOLFOX6 使用的奥沙利铂剂量为 $100mg/m^2$，不良反应偏大，后被调整为 $85mg/m^2$，这是目前最常用的一种 FOLFOX。）

3. 单药卡培他滨

一般是 1000～1250mg/m²，每天 2 次，等同于每日总剂量 2000～2500mg/m²，第 1～14 天，每 3 周重复。

上述所有化疗剂量依据体表面积计算，而体表面积是依据身高与体重来计算的。

推荐的计算体表面积的网址如下。

http://service.medcalcs.medlive.cn/web/show.php?id=calc-14

举例如下，如果输入体重 60kg，身高 160cm，那么体表面积

（body surface）就是 $1.63m^2$。依据计算出的体表面积，上述的化疗剂量就很容易计算，比如奥沙利铂 $130mg/m^2$，计算为 $130mg/m^2 \times 1.63m^2=211mg$，临床上有时给 200mg 或者给 210mg 都没问题。

医生对于标准剂量进行小的调整很正常，一般都不超过 10%。在特殊情况下，如果判断患者体力状态偏差，或者难以耐受毒性反应，也可以减量更多，但是一般初次使用减量不超过 20%，因为不适合的减量会影响疗效。减量也要遵照肿瘤的诊疗常规就行。

问题是，临床有一些医生为了患者术后辅助化疗的安全而随意大幅度减量，这是不对的行为。减量后确实不良反应显著下降，患者貌似很好地度过了术后化疗，但这是不负责任的表现，因为大幅度减量会导致疗效明显下降。所以该足量足量，该减量减量，应当按照标准进行。

合适的剂量很重要，标准的原则是，只要没有特殊的情况，应当足量进行术后辅助化疗，如化疗期间出现严重不良反应（如果预处理的措施较好，严重不良反应比例很低），那么依据不良反应的严重程度进行剂量调整，而不是为了医疗安全和不良反应小初始就减量 20%～30%，这是很不对的行为。

辅助化疗：到底能改善多少术后生存率

结肠癌的辅助化疗，也叫术后化疗，指的是结肠癌完全手术切除后进行的化疗，所谓辅助，指的是用于辅助手术，杀死术后残存的肿瘤细胞，减少转移复发，增加治愈率。

结肠癌如果只做手术，大约 25% 的 Ⅱ 期结肠癌术后会在 5 年内出现复发转移，而 Ⅲ 期肠癌复发转移的比例是 30%～60%。目前唯一能够减少结肠癌术后转移复发的只有辅助化疗，诸如靶向、免疫、中医药目前都没有依据。

本章的重点就是说明结肠癌Ⅰ～Ⅲ期术后化疗增加的生存概率到底有多少，同时也阐述了使用单药化疗（一般选择氟尿嘧啶或卡培他滨，两者疗效基本一致，来自 X-ACT 大型研究证实该结论）对比双药化疗（FOLFOX 或 XELOX）有多少差别。

先介绍两个概念，5 年生存率和 5 年无病生存率，从手术当日开始计算，举个例子，有 100 个患者，到手术后第 5 年的时间，有 70 个人活着，那么 5 年生存率就是 70%，如果其中 60 个人活着没有复发，10 个人虽然活着，但已经复发在治疗中，那么 5 年无病生存率就是 60%。化疗的目的很简单，使术后患者的 5 年生存率和无病生存率提高，越高越好。

笔者主要通过指南和文献得出结论，具体如下。

（注：关于肠癌辅助化疗的大规模研究很多，本文只能举例其中一部分代表性文献和有说服力的数字，但不能代表全部，大型随机研究耗费了无数人力物力和多个顶尖级别专家的心血，其结果实际是从血的教训得出，很有价值。）

最简单的结肠癌术后治疗理念如下。

Ⅰ期肠癌：术后进行观察，不化疗。因多年的研究发现化疗无法让Ⅰ期肠癌获益，本身Ⅰ期肠癌术后不做任何治疗，治愈率都在 90% 以上，加用化疗无法获益。中国和美国的指南都说明了这一点：Ⅰ期肠癌术后应当不做任何治疗，而是观察，属于ⅠA 类证据（ⅠA 就是最让人信服和最强有力的证据）。

Ⅱ期肠癌：分危险因素，低危的患者建议观察，普危的患者建议单药化疗或观察。高危的建议首选双药化疗，次选单药化疗。（注意的是，dMMR 的Ⅱ期患者，中国和美国的指南建议存在明显的差异：虽然对于ⅡA 期 dMMR 肠癌两个指南都认为不应该辅助化疗，但是在 $T_4N_0M_0$ 的 dMMR 肠癌术后，也就是ⅡB 或ⅡC 期的患者，中国指南推荐双药化疗，美国指南仍然建议观察，不需治疗，这是很大的差别，原因有些复杂，以后有机会讲。）

Ⅲ期肠癌：中国和美国都建议以双药化疗为主，采用FOLFOX 或 CAPEOX（也称为 XELOX），在美国指南中，采纳了最新 IDEA 研究的意见，在低危的Ⅲ期患者（$T_{1\sim3}N_1$）中，术后化疗使用 XELOX 是 3 个月疗程，而高危Ⅲ期患者（T_4 或 N_2）依旧建议的是 6 个月。

本章主要讨论的是经过这些标准化疗，患者到底得到了多少益处。很显然，Ⅰ期肠癌化疗不能得到任何益处，越晚期化疗疗效越好，双药化疗益处越多，但重点来了，Ⅱ期和Ⅲ期肠癌从单药或双药化疗中对比不治疗有多少益处呢？

结论如下所示。（注：以下均是绝对生存率，比如 70%～75%，而非相对风险。）

1.Ⅱ期肠癌

单药和双药化疗的术后生存率其实没有区别，有区别的是无病生存率，大概能改善 4%，其中高危Ⅱ期能改善 7.7%。

2.Ⅲ期肠癌

双药化疗对比单药化疗的术后生存率提高 4.2%～6%，无病生存率提高 7%～7.5%。

3. 单药化疗对比不化疗

所有的 Ⅱ 期和 Ⅲ 期患者一起计算，5 年生存率 64% 提高至 71%，增加 7%。5 年无病生存率从 55% 提高至 67%，增加 12%。其中：5 年的无病生存率，Ⅱ 期单药化疗提高 4%～6%，Ⅲ 期提高 13%～19%。

可能有些人会失望，进行了术后化疗，生存率和无病生存率只是提高了这种程度，但是这百分之几到百分之十几的提高也很有用，目前没有更好的提高方式了。

以下是论证过程，摘取最有说服力的大样本 Ⅲ 期 RCT 如下。

第一项研究：NO16968 试验

纳入 1886 例 Ⅲ 期肠癌患者，采用双药 XELOX 对比单药氟尿嘧啶。

结果：7 年无病生存率 63% vs. 56%，提高了 7%，7 年生存率 73% vs. 67%，提高了 6%。

结论 1：Ⅲ 期肠癌双药化疗显著优于单药氟尿嘧啶，提高了 7 年无病生存率 7%，生存率 6%。

第二项研究：mosaic 研究

纳入了Ⅱ期和Ⅲ期肠癌患者，对比 FOLFOX 和单药氟尿嘧啶的疗效（顺便提一句，这项研究发现有 5%～6% 的结肠癌患者术后再发了另一种恶性肿瘤）。

双药的 FOLFOX4 vs. 单药氟尿嘧啶。

Ⅱ期肠癌。

6 年生存率 FOLFOX4 86.9% vs. 单药氟尿嘧啶 86.8%，无区别。

5 年无病生存率 FOLFOX4 83.9% vs. 单药氟尿嘧啶 79.9%，提高 4%。

其中高危Ⅱ期患者 6 年生存率 FOLFOX4 85.0% vs. 83.3%，区别不大。

高危Ⅱ期患者 5 年无病生存率 FOLFOX4 82.3% vs. 74.6%，提高 7.7%。

结论 2：Ⅱ期肠癌双药化疗 vs. 单药化疗的 5～6 年整体生存率无区别，无病生存率提高 4%，其中高危患者的无病生存率提高 7.7%。

Ⅲ期肠癌。

6年生存率　FOLFOX4为72.9%，氟尿嘧啶为68.7%，提高4.2%。

5年无病生存率　FOLFOX4为66.4%，氟尿嘧啶为58.9%，提高7.5%。

结论3：Ⅲ期肠癌双药化疗对比单药化疗的5～6年生存率提高4.2%，无病生存率提高7.5%。

结论4：氟尿嘧啶对比只手术，所有的Ⅱ期和Ⅲ期患者，5年生存率64%，经单药化疗后提高至71%，一共7个百分点。5年无病生存率从55%提高至67%，一共提高了12个百分点。

结论5：结肠癌患者的5年无病生存率，Ⅱ期单药化疗提高4～6个百分点，Ⅲ期提高13～19个百分点。

最后再强调下，不要随意放弃辅助化疗，如果畏惧化疗不良反应，看以上的结论，单药化疗就能够明显改善结直肠癌术后患者的预后，至少要进行单药化疗，即使有不良反应也可以随时停止或调整剂量，一般非常安全。

孰优孰劣：4周期XELOX与8周期XELOX的区别

　　很多Ⅲ期结直肠癌患者和家属都会很纠结，术后到底进行多长疗程的治疗合适，是4周期XELOX还是8周期，有时会反复去思考。同时，有些医生灌输给患者的理念和制订化疗方案的一个原则是：能多打绝不少打，能打8周期绝不打4周期，无论是Ⅱ期高危、Ⅲ期低危或高危，都建议8周期XELOX，这样做是不对的。

　　假如笔者的亲人也是结直肠癌术后，pMMR的Ⅱ期高危或是Ⅲ期低危，都会选择进行4周期足量XELOX。这也是指南推荐的标准治疗，就算是最严重的Ⅲ期高危患者，除了特殊情况还是会选择4周期XELOX。因为Ⅲ期高危结肠癌术后患者，4周期XELOX和8周期XELOX差别极小，5年生存率的整体差异仅1%，这已经小到被认为不能弥补后续增加化疗带来的伤害。

所以，绝大部分Ⅲ期肠癌患者术后进行4周期XELOX疗效等同于甚至优于8周期XELOX，这也是国内外几乎所有权威专家的意见，来源于2020年5月的IDEA研究最新结果。IDEA研究汇集了6个随机对照临床试验，纳入了12 834例Ⅲ期肠癌患者进行分析，可以说是目前肠癌辅助化疗最权威的临床研究。（中文来源网址：http://news.medlive.cn/cancer/info-progress/show-169440_53.html；英文来源网址：https://ascopubs.org/doi/abs/10.1200/JCO.2020.38.15_suppl.4004。）

首先，说一下Ⅲ期高危和低危的定义，Ⅲ期结肠癌患者具备T_4和N_2中的任何一项就是高危，反之就是Ⅲ期低危，所以Ⅲ期低危包括的是$T_{1\sim3}N_1$的患者。

研究结果报告里的内容很多，数据显示，针对Ⅲ期低风险组肠癌患者：接受 3 个月 /4 周期 XELOX 辅助化疗后 5 年生存率是 90.4%，而 6 个月 /8 周期 XELOX 是 88.1%，4 周期 XELOX 存活率更高，增加了 2.3%；针对Ⅲ期高风险组肠癌患者：接受 3 个月 /4 周期 XELOX 辅助化疗后 5 年生存率是 71.4%，而 6 个月 /8 周期 XELOX 是 72.4%，8 周期胜出，但仅仅只有 1% 的差异。

上述数据可以看出，Ⅲ A 期低危组也不应该选择 8 周期 XELOX，因为增加了化疗周期数死亡率反而升高。而高危组患者，增加 4 周期化疗只能带来 1% 的生存获益，并且要花费不少的金钱和精力、经历化疗的不适和痛苦，这能有多大意义？

所以，笔者才说如果是我的亲人，除非特殊情况，高危Ⅲ期也会优先选择 4 周期。要知道，患者的体力状况经常随着化疗周期数增多而下降，后 4 周期的毒性反应经常逐渐增加，一次比一次重，有时真是不好熬。另外以后也会写一些化疗的特殊的毒性作用，长疗程的 XELOX 化疗有很小的概率导致严重的门静脉高压，甚至出现肝硬化和反复消化道出血，即使这些患者最终没有肿瘤复发，但是生活质量受到严重影响，没有人希望出现这种毒性作用。（**注：**只有一种情况笔者会强烈建议选择 8 周期 XELOX，就是患者对化疗耐受性良好，且病情不光是Ⅲ期高危，还是其中的严重阶段，比如有 20 个淋巴结转移，这种情况 8 周期很可能获益更大一些。）

最后，总结一下，Ⅲ期低危 4 周期 XELOX 的 5 年生存率是优于 8 周期 XELOX，Ⅲ期高危 4 周期 XELOX 比 8 周期 XELOX 的 5 年生存率仅下降 1%，但毒性反应大大下降，临床上需要谨慎选择治疗方案。

化疗中静脉输液方式的选择

肿瘤的化疗药物不仅仅是要求对患者有效和不良反应低，还需要使用简单、安全和方便，这也是临床上经常开发口服制剂代替静脉输液的原因，因为口服会更简单方便，比如结肠癌的口服卡培他滨，可以用以取代静脉输注氟尿嘧啶。但是，目前仍然有很多化疗药物只能进行静脉输液，比如奥沙利铂、伊立替康、多西他赛、表柔比星等。

这些需要静脉输液的药物，进入人体一般可以通过几种方式。

1. 一次性静脉输液钢针

这是最常用的方式，估计 80% 以上的人都使用过，通俗的理解就是扎手，护士用钢针穿刺后留置在静脉中，输液完毕后立刻拔除。

2. PICC

经外周静脉的中心静脉置管术（图 2）。为什么用 PICC？是因为有的患者需要反复输液，比如每日输注静脉营养和化疗药物，对血管有不同程度的刺激，可以引起静脉炎和静脉损伤，并且反复穿刺也给患者带来痛苦。于是发明了 PICC，这是很好的

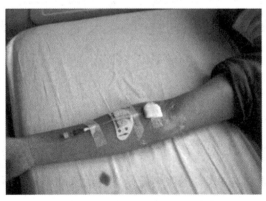

图 2　经外周静脉的中心静脉置管术（PICC）

技术，尤其对于血管条件差每次扎点滴都需要好几次的患者，就如同福音。

PICC 的原理是留置导管从外周手臂静脉直达上腔静脉。而上腔静脉很粗，血流丰富，化疗药物直接从外周的导管进入上腔静脉后，很快被稀释，可以显著减少静脉炎的发生，而且不用每次扎手，减少了痛苦。

但是 PICC 也有弊端。

(1) 影响生活质量：需要每周换膜冲管一次，如果合并局部出血或皮疹有时需要 1～3 天就换药，置管手臂不能提重物和活动幅度太大，不能沾水，因此洗澡不方便。

(2) 即使顺利穿刺，PICC 也有穿刺后的并发症：置管过程中导管反复摩擦血管内壁后引起的静脉炎、静脉血栓形成、导管相关性感染、导管堵塞、导管脱出移位等。

3. 输液港

正因为 PICC 对生活质量有影响，导致生活不方便，因此发明了输液港，与 PICC 的区别就是导管的末端不留在手臂外，而是直接改为一个埋藏在皮肤底下的完全植入人体内的闭合输液装置进行输液，平常看不见（图 3）。需要输液的时候，就可以临时用专门的蝶翼针连接即可。

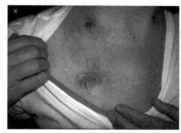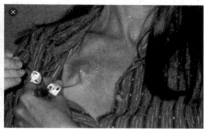

图 3　输液港

输液港的好处是 28 天冲管 1 次，平时可以洗澡和游泳，导管相关性感染机会小，这都优于 PICC 的地方，但是输液港也有弊端。

(1) 该操作比 PICC 更昂贵，需要皮下植入装置，因此创伤略大，还需要缝合和拆线。

(2) 仍然存在静脉炎、静脉血栓等并发症的风险。

那么很多肿瘤患者家属会疑惑，这种情况到底应该怎么办？到底是扎手还是选择 PICC 或输液港？其实临床并没有标准规范，原则是输化疗药物的刺激性越强、输注频次越高、输化疗药时间越长、患者血管条件越差，就越需要使用 PICC 或输液港。比如，消化道肿瘤常用的 FOLFOX 和 FOLFIRI 方案，需要连续输注化疗药物大于 48 小时，那么显然必须使用 PICC 或输液港。但如果结直肠癌术后化疗采用的是 XELOX，每 3 周只需要输注奥沙利铂 1 次，仅仅 2 小时就结束，对血管损伤小，从医疗角度出发，这种患者不需要置管，否则诸如血栓之类的风险更高，维护也麻烦，还影响生活质量，PICC 相关的血栓比例实际并不是很低。

所以，笔者的建议是：每 3 周输注 1 天或者输注 2 天的刺激性不强的化疗药物，只要不是那种血管条件很差的患者，完全不需要安装 PICC 或输液港，既影响生活质量，又增加相关风险。

但是，在临床实践中，有很多医疗单位输注 XELOX 或 SOX 方案时，强制患者安装 PICC 或输液港这种做法是不对的。正确的做法应该是告知患者装与不装的具体利弊，然后由患者自己选择。

最后，补充点发疱药的知识。发疱药是指静脉输液外渗后能导致局部组织坏死或腐烂的药物，不光是部分化疗药物，多巴胺和 50% 葡萄糖也属于该类药物。但并不是所有化疗药物都是发疱药，常见的比如诺维本、多柔比星和表柔比星等，很明确奥沙利铂不属于该类，直接静脉输液也没什么风险，但会出现一过性手臂麻木，有极少的患者麻木非常严重，那可能需要 PICC 或输液港。

XELOX 方案的应用及注意事项

临床上肿瘤化疗药物经常会带来各种不良反应，正确了解肿瘤化疗药物的相关知识，了解可能出现的不良反应及处理，可以帮助患者顺利完成治疗并尽可能取得最佳的治疗效果。本章重点讲解 XELOX 方案（口服卡培他滨和输注奥沙利铂）在胃肠道肿瘤中的使用及注意事项。

一、口服卡培他滨在胃肠道肿瘤中的使用及注意事项

口服卡培他滨是一种在消化道肿瘤中非常重要的药物，不光胃肠道肿瘤，肝胆胰腺肿瘤都会用到，甚至在乳腺癌也有不错的

疗效。口服卡培他滨分为进口和国产，进口的药物叫"希罗达"，国产的药物叫"卓伦"（齐鲁制药）和"艾滨"（江苏恒瑞）。

卡培他滨的使用一般有 3 种方式：单药化疗、联合化疗和同步放化疗。在单药化疗中，推荐的剂量一般是 $2500mg/m^2$ 分早晚 2 次服用，连续 14 天，停 7 天后重复，联合化疗如联合奥沙利铂、顺铂或多西他赛时，使用剂量一般是 $2000mg/m^2$ 连续 14 天，停 7 天后重复，而在直肠癌的同步放化疗时，剂量通常是 $1650mg/m^2$，一般和放疗同时进行。

值得注意的是，临床上有些医生在给予患者口服卡培他滨期间，可能会犯一个错误：对化疗毒性反应的判断和处理不熟悉，导致有些患者该停止口服化疗的不停，不该停的反而停了，所以必须引起注意。接下来，还是以问答形式来进行相关知识介绍。

1. 卡培他滨怎么服药

早餐后和晚餐后 30 分钟内，用温水整片吞服，不允许压碎或切割。注意：别早餐和晚餐间隔时间太短，一般 10～12 小时为宜。

2. 卡培他滨毒性作用和安全性如何

容易出现的是手足综合征、腹泻、高胆红素血症、恶心、食欲下降、乏力等，卡培他滨单药使用和双药联合化疗总体耐受性较为良好，很少出现极其严重的不良事件。（口服药有一个极大的优势就是安全，因为出现明显的不良反应可以随时停止，避免症状加重。）

3. 多严重的不良反应需要停止口服卡培他滨

首先，可以通过网页（https://www.docin.com/p-2124281493.html）或者下载 APP（药研社）进行查询（注册后就可以查询），通过分级就可以判别患者不良反应的严重程度。

这是 CTCAE 5.0 中文版，用以判断药物相关的毒性反应的严重程度，包括各种指标和各种症状，如血常规、肝肾功能、心电图、腹泻、腹痛、发热、乏力、恶心、呕吐，任何你想到的指标和症状都可以找到，同时描述了严重程度的分级。有了 CTCAE，医生就可以轻松掌握患者化疗毒性反应的严重程度，并将其分为 1 级、2 级、3 级、4 级、5 级，数字越大越严重。出现 1 级通常不用紧张，2 级就需要注意，3~4 级代表着相当严重，5 级意味着死亡。

通常来说，轻微的指标异常和轻微症状一般都属于 1 级，对症处理，无须停止、更改或减量化疗药物，而 2 级及以上的不良反应就需要考虑暂停口服化疗，甚至减量。(血常规异常的分级笔者在前文中描述，原理相同。)

4. 口服卡培他滨时出现血常规、肝肾功能指标异常怎么办

通常以 CTCAE 来判断指标异常的严重程度，如果是 CTCAE 1 级，继续治疗，2 级和 3 级需要暂停化药，好转后再考虑继续化疗，4 级一般需要永久停药。

以血小板为例，正常一般是 $100 \times 10^9/L$ 以上，$(75 \sim 100) \times 10^9/L$ 为 1 级，$(50 \sim 75) \times 10^9/L$ 为 2 级，$(25 \sim 50) \times 10^9/L$ 为

3 级，（0～25）×10^9/L 为 4 级。那么用药期间检测血常规血小板是 1 级的，继续治疗即可，2～3 级时，需要短暂停药，4 级需要停止化疗。

5.口服卡培他滨出现不舒服的症状怎么办

口服药可能会出现各种症状，比如手足综合征、腹泻、恶心、呕吐、食欲下降、乏力、心悸、发热、感染等。处理的原则一般和上面相同，用 CTCAE 分级后，按不同的严重程度选择是否停药和对症治疗。

需要指出的是，临床有一些经验欠缺的医生只注重指标异常，不注重症状，其实症状非常重要，甚至比指标更重要。"知乎"上有一些患者咨询笔者，化疗后转氨酶升高，比如 ALT 或 AST 在 100 左右，医生就判断出现了严重肝损伤，继续化疗肯定会出问题，赶紧先保肝再说，实际在正常上限 3 倍以内都是最轻的（1 级）的药物肝损伤，继续化疗没有任何问题，加用口服保肝药物足够。而当患者化疗后出现严重乏力、食欲下降、腹泻等症状时，甚至达到 CTCAE 3 级时，出现严重的症状按照原则显然应该停止口服卡培他滨，等待症状好转至 0～1 级后继续进行。

6. 服药期间有哪些饮食问题

因为卡培他滨可能出现腹泻，建议服药期间不吃辛辣刺激和生冷食物，甚至生的水果也尽量少吃。建议忌酒，因为酒精对口腔黏膜有刺激，可能引起或加重口腔黏膜炎。

7. 服药期间是否有配伍药物禁忌或相互作用

明确的配伍药物禁忌：索立夫定或其类似物（如溴夫定），这两种是抗病毒药。

容易产生相互作用的是华法林，卡培他滨可以造成该药物 AUC 显著增加，导致出血风险，需慎用。

卡培他滨和苯妥英及细胞色素 P_{450} 家族成员 2C9（CYP2C9）的底物可能有相互作用，需慎用。

卡培他滨与顺铂联合治疗时，针对手足综合征不建议使用维生素 B_6（吡哆醇）改善症状或二级预防，原因是有报道维生素 B_6 可能降低顺铂的疗效。

有的人问卡培他滨是否能和柚子同服，这混淆了一件事情。和葡萄柚不能同服的是一些靶向药物，比如治疗肺癌的吉非替尼（易瑞沙）。卡培他滨是否能同服并不明确。但鉴于种种原因，为了放心，在卡培他滨治疗期间，还是建议不要口服特殊的水果、特殊的食物、中药汤剂等。

卡培他滨还存在一个特殊的禁忌：已知二氢嘧啶脱氢酶（DPD）缺陷的患者禁用卡培他滨，因为会造成药物在体内难以代谢，容易引起极其严重的不良反应。为什么平常不提，是因为中国人 DPD 缺陷比例很低。大医院的检测能力比较强，比如笔者所在医院就可以在用药前筛查是否存在该基因缺陷。二级医院一般没有能力开展这项检查。

8. 如果中间停了数天的卡培他滨，是否要补服

按照说明书，是不建议补服。举例说明，14 天疗程，其中 3 天因为恶心呕吐或腹泻不能服药，那么 14 天疗程吃完，患者手中还有 3 天量的卡培他滨，那么按常规是不吃了，14 天之后休息 7 天开始下一周期。

注：很多医生是建议补服的，相当于治疗 17 天，其中 3 天未口服，口服了 14 天，然后下一周期是在停止口服 7 天后，相当于 24 天后继续下一周期。

笔者觉得这两种做法都可以，甚至更支持补服，除非是中

间停止时间过长。为什么呢？看过笔者文章的都知道结直肠癌术后最重要的药物是口服卡培他滨，笔者的理念是尽可能卡培他滨足量。

9. 卡培他滨的剂量调整方式有哪些

如表 3 所示，医生可以依据具体情况稍有调整。

表 3　卡培他滨剂量调整方案

不良反应分级	治疗过程中	下一疗程剂量调整（% 起始剂量）
1 级	维持原剂量	维持原剂量
2 级		
第一次出现	暂停用药，直至恢复为 0～1 级	100%
第二次出现	暂停用药，直至恢复为 0～1 级	75%
第三次出现	暂停用药，直至恢复为 0～1 级	50%
第四次出现	永久终止治疗	NA
3 级		
第一次出现	暂停用药，直至恢复为 0～1 级	75%
第二次出现	暂停用药，直至恢复为 0～1 级	50%
第三次出现	永久终止治疗	NA

不良反应分级	治疗过程中	下一疗程剂量调整（% 起始剂量）
4 级		
第一次出现	永久终止治疗，或若医师认为继续治疗对患者最有利，则暂停用药，直至缓解为 0～1 级后继续治疗	50%
第二次出现	永久终止治疗	NA

除手足综合征和高胆红素血症外，使用加拿大临床试验组国家癌症研究所（NCIC CTG）制定的常见毒性反应分级标准

最后，建议患者或家属可以直接下载一个用药助手的 APP，输入卡培他滨就可以看相关的用药事宜，有问题再和医生探讨。另外，很多患者不愿意进行化疗，怕耐受不了不良反应，其实经常是多虑了，只要符合化疗的指征和没有禁忌证，别轻易放弃化疗，有经验的医生知道如何调整化疗剂量和处理相关不良反应，一般不会造成太大损伤。

这里，再介绍下手足综合征分级。

1 级手足综合征定义为出现下列任一现象：手和（或）足的麻木、感觉迟钝 / 感觉异常、麻刺感、红斑和（或）不影响正常

活动的不适。

2级手足综合征定义为手和（或）足的疼痛性红斑和肿胀和（或）影响患者日常生活的不适。

3级手足综合征定义为手和（或）足湿性脱屑、溃疡、水疱或严重的疼痛和（或）使患者不能工作或进行日常活动的严重不适。

出现2或3级手足综合征时应暂停使用卡培他滨，直至恢复正常或严重程度降至1级。出现3级手足综合征后，再次使用卡培他滨时应减低剂量。

二、奥沙利铂（乐沙定、艾恒）在胃肠道肿瘤的使用及注意事项

奥沙利铂是一种在消化道肿瘤治疗中非常重要的药物，不光胃癌和肠癌，肝胆胰腺肿瘤都会用到，也分为进口和国产，进口的药物叫"乐沙定"，国产的药物叫"艾恒"（江苏恒瑞）和"齐敖"（齐鲁制药）。

铂类分成第一代（顺铂），第二代（卡铂和奈达铂）和第三代（奥沙利铂），并不是说第三代就显著优于第一代，而是在不

同类型的肿瘤有不同的优势，也有不同的不良反应，不能随意混用。奥沙利铂通常不单独使用，一般联合氟尿嘧啶类药物，比如联合氟尿嘧啶组成 FOLFOX 方案，联合替吉奥组成 SOX 方案，联合卡培他滨组成 XELOX 方案，也有三药联合方案，在此不详细描述。奥沙利铂在每 3 周重复的化疗方案中，输注 1 次，每次 $130mg/m^2$，在每 2 周重复的化疗方案中，也是输注 1 次，每次 $85mg/m^2$。

以下还是以问答形式来介绍奥沙利铂使用的相关知识及注意事项。

1. 奥沙利铂怎么用药

不需要避光，只能静脉输注。不能和盐水配伍，只能用 5% 的 250ml 或 500ml 葡萄糖配制后缓慢静脉滴注，要求大于 2 小时。注明：有的单位要求输注 4 小时以上，其实不是很需要，有的单位把总量分成 2 天输注，错误。

2. 奥沙利铂输注时有哪些注意事项

不能接触冷水尤其不能喝冷水。因为奥沙利铂会引起急性的神经毒性，表现为一过性的手足末端麻木异常，接触冷的物品或喝冷水可能导致症状加重甚至引起喉痉挛。但注意的是，如果出现喉痉挛，下一次奥沙利铂的输注时间可以延长至 6 小时，但这种情况比例很低。

奥沙利铂是中等致吐药物。至少给予双联或三联的止吐治疗，包括 5～10mg 的地塞米松、昂丹司琼（欧贝）或帕洛诺司琼（止若），阿瑞匹坦（意美）或奥氮平（再普乐），可以显著减轻恶心及呕吐。

3. 奥沙利铂最主要的剂量限制性毒性是什么

很多人都看过或网络搜索过一些奥沙利铂的相关知识，知道奥沙利铂长时间使用会出现手足麻木并逐渐加重，很担心奥沙利铂的药物是否会过量，但不知道到底用到哪个剂量合适。所以着重解释一下，首先，奥沙利铂的神经毒性分为两种。

第 1 种：急性的、短暂性的神经毒性。一般是输注完奥沙利铂后迅速出现的手臂麻木甚至运动障碍，并且在数个小时或数天后好转，遇冷加重。几乎所有的患者都会出现以上情况，但一般没什么问题，也不用治疗。

第 2 种：是一种慢性的，累积性的感觉神经毒性。这是奥沙利铂的剂量限制性毒性，表现为手足的麻木感甚至感觉丧失、疼痛、运动障碍。只要奥沙利铂不断地加量，这些神经毒性就会出现并逐渐增加。在奥沙利铂的累积剂量超过 $850mg/m^2$ 后，有 15% 的患者会出现此类毒性，并且有一部分患者比较严重，甚至影响日常生活。幸运的是，绝大多数患者在停止奥沙利铂治疗后 6 个月至 1 年就会明显好转甚至完全恢复。少部分严重患者有一定可能出现永久性感觉丧失。在累积剂量超过 $1100mg/m^2$ 之后风险会更高。我们计算一下，8 周期奥沙利铂，每周期 $130mg/m^2$，累积就是 $1040mg/m^2$，距离 $1100mg/m^2$ 已经非常接近，所以要注意这种慢性神经毒性。我们现在很确定的是，8 周期的 XELOX 化疗的神经毒性远远高于 4 周期。

对于这种慢性感觉性神经毒性，还有 3 个问题。

① 如何预防？专家曾经研究了多种保护的药物，都无法预防。

② 如何治疗？大多数药物效果较差，在严重的麻木甚至合并疼痛时，度洛西汀等药物具有一定的疗效，但需要在医师指导下进行。

③ 是不是奥沙利铂不能超过 1100mg/m² ？并不是，有的晚期患者需要使用的时间更长，并且对于奥沙利铂的耐受性很好，用到很高剂量都没有麻木等不适，当然可以继续使用，但是有的用到 500mg/m² 麻木就已经非常严重。所以需要区分不同患者和不同情况。

4. 奥沙利铂的整体毒性作用和安全性如何

容易出现的是恶心呕吐、腹泻、过敏、骨髓抑制（包括中性粒细胞和血小板下降、贫血）、神经毒性等。

绝大部分患者都相当安全，只有极少见的患者出现严重毒性作用。个人的行医历史遇见过 3 例奥沙利铂引起的过敏性休克和 1 例急性肾衰竭。另外，笔者很久之前的文章描述过少见的奥沙利铂引起门静脉高压、肝硬化及脾大，出现严重血小板下降和消化道出血的病例。

5. 多严重的不良反应需要下调奥沙利铂用量

很简单，上网页：https://www.docin.com/p-2124281493.html，或者下载药研社的 APP。

这是 CTCAE 5.0 中文版，用以判断药物相关的毒性反应的严重程度，包括各种指标和各种症状，如血常规、肝肾功、心电图、腹泻、腹痛、发热、乏力、恶心、呕吐，任何你想到的指标和症状都可以找到，同时描述了严重程度的分级。有了 CTCAE，医生就可以轻松掌握患者化疗毒性反应的严重程度，并将其分为1级、2级、3级、4级、5级，数字越大越严重。出现1级通常不用紧张，小事情，2级就需要注意，3~4级代表着相当严重，5级意味着死亡。

通常来说，1级和2级不良反应不需要调整，但3级以上不良反应可以考虑下调剂量，尤其是血小板的下降，通常要首选下调奥沙利铂。

最后，再简单总结一下肠癌使用奥沙利铂的要点。

① 奥沙利铂在肠癌绝不能被洛铂、奈达铂、顺铂替代。

② 奥沙利铂要非常注意恶心呕吐的不良反应，因为这是中度致吐药物，也是导致患者最难受的原因。有不少敏感的患者可能会出现严重呕吐，尤其是年轻女性、既往有孕吐史的患者最容易出现。所以有的肠癌患者术后进行了1个周期 XELOX 化疗，出现严重的恶心呕吐，口服药也就坚持了1~3天被迫停止，躺床

上好几周后才好转。之后就坚决拒绝化疗，非常可惜。这种情况其实可以尽量避免，重视恶心呕吐的预防，采用标准的止吐三联和四联药物可以显著减少这些症状的出现。

③ 使用奥沙利铂后出现的血小板下降主要与奥沙利铂相关，需要首选下调奥沙利铂用量。

④ 有的患者耐受不了 XELOX 的化疗不良反应，1 个周期化疗后就完全终止。他们有个错误的理念，觉得只要坚持不了足量化疗，那么化疗就没用了。这是不对的理念，因毒性反应的减量并不会明显降低疗效。建议可以将奥沙利铂大幅度减量来减少不良反应，再不行就单药口服化疗，不能直接放弃。

⑤ 大多数肿瘤患者，年龄越大和体力状态越差、并发症越多，单药化疗就比双药化疗越适合于患者，很简单，双药的获益被毒性作用所抵消。需要负责的医生仔细地评判后决定。比如第 1 种，很可能做双药化疗没有任何问题。总之，一切的治疗方案都要依据患者的肿瘤情况和身体状态来评估，状态差的患者进行强烈化疗风险很高，需要很谨慎。

⑥ 有部分患者确实因为年龄和体力状态、并发症原因，并不适合化疗，不必强求。化疗只是减少一定的术后复发转移概率，

并非需要强制使用。

　　请大家记住一点，术后的化疗建议合适的方案和合适的疗程，不是越多越好，化疗的疗程越长，出现不良反应甚至有些特殊并发症的概率越高。

一万元能完成结直肠癌术后的8个周期标准化疗吗

很多人都不知道国家为减轻患者的经济负担，严格控制肿瘤化疗药物的价格，使大多数肿瘤最主要的化疗药物价格降低，并且疗效相当不错。（**注**：本章的内容不光涉及结直肠癌术后，还纳入了胃癌。）

因此对于一位经济条件不佳的肠癌甚至胃癌患者，其实不需要过分担心化疗的花费，大多数只需要拿出并不太多的钱，就能够完成指南建议的标准化疗。很多看病贵实际是因为部分患者加用了昂贵的靶向治疗甚至生物免疫治疗。

有人肯定会质疑，张医生，这不可能是真的，不用太多的钱就能完成 8 周期的标准化疗，怎么可能做到？答案当然是可以，标准化疗和辅助用药的花费就是很低。

接下来我们摆事实，算下账。首先，因为我们的前提是患者经济条件不佳，所有用药都采用国产，把花费分为三部分。

第一部分：胃肠癌的常用化疗药物。我们罗列一下规格和用量，如下所示。

国产奥沙利铂（艾恒）每支 50mg，1 周期大概 4 支。

国产卡培他滨（卓伦）0.5g×12 片，1 周期大概 8 盒。

国产替吉奥 20mg×42 粒 / 盒，1 周期 2 盒。

国产多西他赛（多帕菲）每支 20mg，1 周期 6 支。

国产顺铂每瓶 30mg，1 周期 4 支。

结论：上述药物一个周期的价格都在数百元，甚至顺铂只要几十或上百元。无论是胃癌使用的 SOX、XELOX、DS、SP、DOS、DCS 方案，每周期的化疗总费用都并不高。结直肠癌使用的 XELOX，也仅仅只需要千元以上。这些还是报销前的价格。

第二部分：化疗期间的最基本辅助用药。具体如下。

5-HT$_3$受体拮抗止吐药：欧贝每支8mg，1周期一般4支。枢丹片4mg×10片/盒，1周期1～2盒。

粒细胞集落刺激因子（升白药）：瑞白每支100μg，有的患者不用注射，大多数患者每周期只需要6支以内。

升血小板用药：白介素-11（巨和粒）每支1.5mg，只有小部分患者需要使用，每周期一般也在6支以内。

第三部分：其他减轻症状的基本用药，像地塞米松，口服法莫替丁、促胃肠动力药、通便药之类，都相当便宜，没必要罗列，每周期数百元足矣。其他的药物，各种自费止吐、营养支持、增强免疫药物和中药，并不是强制，有钱可以选择，没钱当然可以不用，把钱花在刀刃上即可。

所以，以上的药物绝大多数可以报销，无论是XELOX、SOX、SP、DS等组合，每个周期的不报销的花费基本在数千元，报销完预估就更少了，8个周期的化疗，并不需要太多的钱。笔者所在医院治疗的一些经济状况偏差的胃肠道肿瘤患者，要求选择国产药物，每周期的花费经济较差的家庭也能承受得起。

当然，如果一位患者经济条件良好，可以全用进口药物、可以做 NGS 测序或者每次都 PET-CT 复查、可以用各种自费止吐药物、用各种增强免疫力的药物，或者使用比较贵的中药，那么花费会大幅提升。但需要指出的是，这两者的疗效差异在整体上很小，也就是说，大多数情况下，有钱的患者再怎么砸钱，辅助化疗的疗效和低花费的化疗区别不大。

肯定有人会问以下问题。

① PICC 或者输液港很贵，怎么不算？

PICC 和输液港的留置和使用也会存在各种问题，胃肠道肿瘤的化疗并不要求强制使用输液港，并且通常只需要输注 1～2 天，完全可以不做。

② 有的患者需要合并使用 PD-1 抑制药，肯定不够吧？

确实不够，PD-1 抑制药已经是最先进的药物之一，目前还没有纳入医保，但是大多数情况下，结直肠癌不需要使用。

③ 有的晚期患者需要使用靶向药物，比如贝伐珠单抗和西妥昔单抗呢？

那也确实不够，钱少也只能按照钱少的方法治疗，比如这两种靶向药物，也只是在晚期结直肠癌患者延长几个月的生存期，实在负担不起也只能放弃。但是，结直肠癌术后患者，无复发转移时，不需要使用靶向治疗。

胃肠道肿瘤患者如果使用标准化疗，真是负担很轻，并且能保证疗效，这就够了。每种肿瘤都有很昂贵的治疗方法，也有相对性价比高的治疗方法，如果不是经济条件非常好，量力而行。

如何改善肿瘤患者的体力状态

肿瘤患者经常出现体力状态的明显下降，会觉得疲乏和虚弱，衡量体力状态评分常用的有两种，ECOG 评分和 KPS 评分。后者见表 4，100 分是最好，10 分最差，通常化疗至少需要 KPS 评分在 60 分及以上，60 分以下除非特殊情况，否则要慎重考虑是否进行化疗。

医生希望每个患者都能体力状态很好，KPS 全部 100 分，能跑能跳，吃喝拉撒睡一切都好，但是实际工作中很少见到，大多

表 4 KPS 评分

评 分	标 准
100	正常，无主诉，无疾病证据
90	能进行正常活动，有轻微症状及体征
80	可勉强进行正常活动，有一些症状及体征
70	生活能自理，但不能从事正常工作
60	生活尚能自理，有时需人扶助
50	需要一定的帮助和护理
40	生活不能自理，需特殊照顾
30	生活严重不能自理，需住院治疗
20	病情危重，需住院积极支持治疗
10	病危，濒临死亡

数患者的体力状态都在患病后下降。由于遭受手术的创伤、化疗和放疗的毒性作用、应激状态、心理问题、睡眠紊乱、食欲下降等原因，很多患者的体力状态恢复得不好，经常会虚弱和感到疲乏，有时走数百米就累得不行，甚至有的患者经常只能躺床上和沙发上休息，这种患者对于化疗的耐受性很差，并经常出现严重毒性作用。

体力状态非常非常重要。

第一，可以影响治疗的顺利进行和影响疗效，因为手术和放化疗会带来身体的损伤，通俗地说怕患者太虚弱，扛不住治疗。举例说明：比如一名 75 岁的消化道肿瘤或局部晚期肺癌患者，体力状态越好，医生越敢于做手术，反之体力状态非常差的话，很多医生就不敢手术，怕术后恢复不了，甚至死于手术并发症。

第二，体力状态越差的患者往往合并免疫功能下降，肿瘤的复发转移率也很可能提高。从理论和实际来说，体力状态恢复和保持的越好，免疫功能通常就越好，肿瘤复发转移率可能就越低。因此，患者和家属要有注重保持和改善体力状态的意识，应当从诊断肿瘤的第一天就开始，对抗恶性肿瘤就像是一场战斗，保持良好的体力状态是获胜的关键因素之一。

那么如何保持和改善体力状态，减少疲乏和虚弱？这是一个很复杂的问题，光靠单科室医生显然不够，需要患者本人、家属和多个科室的医生的共同的努力才可以实现，因为涉及非常多方面的处理。以笔者的视角，应当注重至少8方面的问题处理，具体如下。

1. 营养支持

肿瘤患者的恢复和度过化疗需要积极的营养支持策略。没有营养，没有足够的能量，无法维持一个良好的体力状态。要点如下。

① 每3～4天测一次早晨空腹体重，明确体重变化，尽量保持合理体重。

② 足够的能量摄入和蛋白摄入，比如肉蛋奶。（后续有另一篇文章驳斥过想通过不吃东西来饿死肿瘤是错误的观念。）

③ 如果存在消瘦、乏力和食欲下降，可补充口服肠内营养支持治疗，目前市面上有很多肠内营养制品，比如安素、全安素、速愈素、瑞能、瑞代等。性价比较高的是安素，很便宜，口味尚可，但是有轻度腹泻风险，需要患者自己掌握合适的浓度和剂量。体力偏差且消瘦的患者建议进行补充肠内营养。如果经济条件较好，也可以换用其他类型的肠内营养，按说明服用。

④ 当患者乏力，同时存在食欲差，连营养液都不愿意摄入

时，需要考虑口服甲地孕酮（米托索）促进食欲。这是一种可以用于治疗乳腺癌和子宫内膜癌的药物，但具备显著的提升食欲和抗恶液质的效果，可以改善体力和生活质量。不过长时间使用有轻微升高血栓的风险，禁止用于血栓人群。但如果确实有需要，应该使用，一般短时间口服问题不大。

⑤ 看专门的营养科，协助指导营养支持治疗。实际上营养科是非常重要的科室，提升患者体力和营养状态的重要性不用多说，但在临床很多医生和患者会忽略。

⑥ 不需要口服昂贵的海参等补品（当然能补充也问题不大）。

⑦ 不建议喝大量的肉汤、鸽子汤、牛尾汤之类，完全没用，还加重肾脏负担，直接口服肠内营养液更好。

2. 改善睡眠

良好的睡眠是维持体力状态和免疫功能的重要条件。因为罹患癌症、进行手术等创伤和化疗打击，很多患者会出现睡眠障碍，需要及时干预。该使用助睡眠药物就使用，不用硬撑。可以就诊于大医院的睡眠门诊。笔者所在医院的神经内科睡眠门诊专家经常给失眠患者使用米氮平或奥氮平，或者使用唑吡坦（思诺思）等药物，效果很好。当然，针对个体化的患者，神经内科专家会给予不同的治疗措施和睡眠指导。

3. 预防化疗药物恶心、呕吐、食欲差等不良反应

部分患者因为止吐药物使用不到位，会出现明显的恶心呕吐，特殊情况有患者 2～4 周都进食差，甚至躺在床上起不了床。笔者后续会专门写一章节，详细描述如何采用标准的三联或四联的止吐治疗来预防恶心呕吐。如果没有相对禁忌证，地塞米松也建议足量使用，每日 10mg 没什么问题，可以止吐和促进食欲，增进体力。

4. 纠正贫血

很多消化道肿瘤患者术前和术后存在贫血，通常都是缺铁性贫血，其实需要持续补充铁剂。但有时医生会忽视，没有补充，比如有的患者术后 5 周血红蛋白才 80g/L，一看化验单就是缺铁性贫血，但一问术后并没有补充铁剂，这就可能影响后续化疗，所以需要注意细节。贫血可以造成体力状态差、影响心脏功能和伤口愈合。

如果存在贫血，可以抽血查铁三项、铁蛋白、维生素 B_{12} 和叶酸明确原因。如果证实缺铁性贫血，需要早期开始持续补充铁剂。

5. 运动锻炼

笔者会专门写一章节介绍运动相关的 ACS 指南，如果没有很严重的疲乏和贫血等相对禁忌，应当按照 ACS 指南建议每天 30 分钟左右的中等体力锻炼，比如快步走就行。如果存在严重的疲乏或贫血无法完成，那么每天至少建议 10 分钟的轻体力运动锻炼。

6. 预防感染

手术后和化疗期间因为抵抗力下降，以及白细胞、中性粒细胞下降可以造成感染的风险增加（肠癌方案的感染风险整体不高，但胃癌的某些方案会导致感染风险显著升高）。一旦感染，经常会延误后续治疗。预防感染和很多因素相关，积极的营养支持就可以预防感染，需要注意以下两点。

① 在某些化疗引起严重粒细胞下降的情况下，可以预防性使

用长效粒细胞集落刺激因子减少感染风险。

补充：绝大多数的肠癌患者不需要使用长效粒细胞集落刺激因子，同时口服化疗药物方案，如 XELOX，禁止使用长效粒细胞集落刺激因子，因此其增加骨髓功能受损的风险。

② 如果经济条件良好，可以辅助使用增强免疫药物，在化疗期间使用目前认为能够减少感染风险，但没有证据说明能够减少肿瘤的复发转移，不需要使用很长时间，化疗结束就可以考虑停用。

7. 心理支持

仍然是由于患癌症、手术、化疗等因素，对患者不光是造成身体的伤害，也可以造成心理创伤，引起焦虑或抑郁状态，常常需要家属的开导，有的患者在患病前后的性格和脾气会出现巨大的变化。而医生希望患者具备积极向上的健康心态来面对肿瘤，建议必要时可行以下处理。

① 看心理医生，进行心理干预或药物治疗。

② 做自己喜欢的运动锻炼，可以减少焦虑抑郁。

补充：很多时候发现患者的心态和睡眠还不错。但患者的亲属的心态却很糟糕，睡眠极差，必要时也需要看医生和调整心态。

8.诸如疼痛等症状的处理

有的患者合并各种症状，最重要的就是疼痛。疼痛发生率高，危害严重，可以影响患者的食欲和睡眠，从而使得体力状态不断下降，极其严重的疼痛可以让患者生不如死，因此积极的控制疼痛症状有助于体力状态恢复。

临床上不少患者的观念很奇怪，即使疼痛，却撑着绝不吃药，哪怕疼痛明显影响睡眠也觉得没关系，觉得自己可以顶得住并以此而自豪，认为吃止痛药的伤害大于疼痛对身体的伤害。这种错误的观念不知道为何流传甚广，以至于有时笔者碰见患者至少表现为中度疼痛，无论如何劝说也拒绝口服止痛药物，对医生的宣称是：没事，这点疼我顶得住。这也是让医生头痛的事，因为很显然患者高估了止痛药的不良反应和低估疼痛的危害。尽管医生的责任是缓解患者痛苦，但是患者拒绝吃药医生也无能为力。

目前，针对癌症的止痛药物分为一阶梯、二阶梯和三阶梯，以及各种类型的辅助药物，还有疼痛科的介入止痛治疗。可以说，止痛治疗是目前最成熟的治疗方式之一，九成以上的患者能够在短时间内控制住疼痛，只要配合有经验的医生一般都可以做到。

如果存在疼痛的患者，别太担心止痛药的不良反应，一般都能够处理。三阶梯药物诸如吗啡或美施康定、奥施康定的特点是一开始使用便秘及恶心等不良反应较重，但长期使用很安全，甚至数年和数10年都问题不大。而一阶梯的布洛芬之类的特点是短期使用一般没有不适，但长期使用反而不安全，尤其是高龄患者。

最后，希望每一位患者能够进行积极的营养支持、拥有良好的睡眠和没有疼痛，改善体力状态，顺利地完成标准治疗。

如何控制化疗引起的恶心呕吐

化疗引起的恶心呕吐会带来不同程度的痛苦，严重的恶心呕吐会导致各种问题甚至化疗被迫停止。实际上，通过各种止吐药物组合的应用，基本可以控制住绝大多数恶心呕吐。国家早就已经要求各大医院建立无呕病房和无痛病房，这并不是夸大其词，而是完全可以达到的目标，今天就是讲述怎么控制化疗的恶心呕吐，以 NCCN 指南为参照。

先说止吐药物的四大类。①激素类：地塞米松；② $5\text{-}HT_3$

受体拮抗药：比如昂丹司琼、托烷司琼或帕洛诺司琼；③NK-1
受体拮抗药：阿瑞匹坦；④最后一种叫奥氮平，临床用得不
多，但是也很安全有效，初始用于精神分裂症，但目前也已
经明确可以减轻化疗相关的恶心呕吐（属于明确的超说明书
适应证）。

使用这四类药物的组合和合适的剂量，控制呕吐基本都能
成功。当然，并不是所有的化疗方案都需要四药联合。如何使用
止吐药物其实有标准的治疗规范，但是临床很多医生了解和处理
的还不够，导致很多时候止吐治疗的药物使用不够合理。通常来
说，以下三步就够了。

第一步：确定化疗方案引起呕吐的风险和严重程度。

简单地说，就是把不同的化疗药物及组合区分为 4 种，即高
致吐风险、中致吐风险、低致吐风险和极低致吐风险。

第二步：不同的风险组使用不同的致吐药物组合。

对于高致吐风险药物，基本都是三联或四联组合。奥氮平可

以使用 5～10mg, 每天 1 次。

对于结肠癌的辅助化疗方案: XELOX 和 FOLFOX 就属于中致吐风险。

下列是一种针对性的临床常用的止吐方案。

推荐选择的三联止吐是: 地塞米松 5～10mg 共 1～2 天, 帕洛诺司琼 1 天, 阿瑞匹坦 3 片, 125mg、80mg 和 80mg, 分别在第一天化疗前, 第二天和第三天早上服用。(注: 125mg 必须在第一天化疗输液前口服, 不能口服成 80mg。)

推荐双药止吐方案是: 地塞米松 5～10mg 共 1～2 天, 帕洛诺司琼 1 天。

非常简单, 从目前来看, 因为年轻患者呕吐风险高于老年患者, 女性患者呕吐风险高于男性, 曾出现怀孕时呕吐的女性患者非常容易出现呕吐, 因此需要临床识别出易出现呕吐的患者, 首选三联止吐治疗。

第三步: 观察和对症处理, 及时调整止吐方案。

以肠癌的奥沙利铂联合卡培他滨方案为例, 奥沙利铂属于中度致吐药物, 可以选择二联或三联, 假如二联, 也就是地塞米松联合帕洛诺司琼治疗效果不佳，那么下一周期，完全可以考虑联合阿瑞匹坦或者奥氮平，两者效果基本一致。（不过阿瑞匹坦是自费，经济条件不够好的患者可以换用便宜的奥氮平即可，说明书写着这是抗精神分裂症药物，但别担心，指南明确写了用于止吐有明确的疗效。更不用担心药物的不良反应，很多精神分裂症患者一吃这药就是连续几年甚至十几年，也说明该药很安全。）

值得注意的是，假如三联止吐仍然出现明显的恶心呕吐，临床上我们还可以加上奥氮平 5～10mg，形成四联止吐方案，通常非常有效。

所以，只要给予充足的预防止吐的药物，绝大部分呕吐都可以得到良好的控制，患者不用过于担心化疗引起的恶心呕吐的不良反应。只有在个别患者的极端情况下，甚至四联的足量止吐方案都难以控制，不得不下调化疗剂量或者更换方案，幸好这种情况非常罕见。

消化道肿瘤合并贫血的原因及如何进行纠正

先举个真实的例子告诉大家贫血的纠正很重要：一位结肠癌患者手术后回家休养，但是老觉得乏力，自以为只是术后恢复不好，当到达 3～4 周后应该进行辅助化疗时，去医院一检查发现血红蛋白仅有 76g/L，典型的缺铁性贫血表现，导致化疗不能按期进行。事实是，患者术后应该服用铁剂但医生并没有给予。假如出院后持续补充铁剂，贫血通常就能很快好转，不至于耽误标准治疗。这并不是个例，临床上有不少胃肠癌患者首诊时就合并严重的缺铁性贫血，经输血有所好转后就进行了手术，术后仍存在贫血，有时医生觉得可以自行恢复就不处理，但这样处理并不合适，应当及早干预减轻贫血的危害。

消化道肿瘤患者，比如结直肠癌和胃癌，经常会合并轻重不同的贫血，不仅可能对患者的机体造成损伤，严重时可以影响标准治疗，甚至缩短生存期。因此发现贫血后，需要尽快明确贫血原因，采用对应的措施治疗。

贫血有非常多的原因，例如，失血后的缺铁性贫血，缺乏维生素和叶酸导致的贫血，化疗、放疗和靶向药物引起的贫血，骨髓功能异常导致的贫血，晚期肿瘤合并的贫血，感染导致的贫血，肾衰竭所致的贫血，甚至恶性肿瘤的骨髓转移也会导致贫血等等。

原则上每个患者的贫血都要依据患者的具体病情，明确原因后再治疗。所以，专门写了本章内容来分析和回答贫血的相关问题，仍以问答形式进行相关知识介绍。

1. 贫血的严重程度如何分级

依照肿瘤专门的 CTCAE 5.0 版，贫血的严重程度分级如下。

Ⅰ级为血红蛋白在正常值下限，约100g/L。

Ⅱ级为80～100g/L。

Ⅲ级为＜80g/L，需要输血治疗。

Ⅳ级为危及生命，需要紧急治疗。

通常来说，Ⅰ级贫血问题不大，一般也没有明显症状，不影响化疗进行，但仍需要关注。Ⅱ级贫血患者多数已经出现相关症状，并可能需要中断化疗，需要非常关注。Ⅲ级贫血就必须中断化疗，需要先对症处理贫血。Ⅳ级贫血就必须住院或急诊，积极治疗。

2. 贫血有哪些危害

在白细胞、血红蛋白和血小板的下降中，危险性最高的是严重的白细胞及粒细胞下降，但整体最严重的是贫血，血小板下降实际风险很低（除了特殊容易出血的人群）。所以贫血是临床上非常需要关注的指标之一。

贫血最主要的症状和体征是疲乏，容易短促呼吸、心悸和皮肤黏膜苍白，可以损伤全身各个器官功能，主要和贫血的严重程度及持续时间相关。不同的人贫血的危害也不一致，有的患者血红蛋白 40g/L 还可以谈笑自如，有的患者在 70g/L 已经乏力明显、甚至不能起床、走两步路就开始快速喘息。而在有些时候，贫血甚至可以导致患者出现严重的精神神经症状，变得和以往完全不同，临床上见过有的表现像"疯子"一样的贫血患者，经输血纠正后神志完全好转。

而对于需要化疗的患者，药物本身可能导致贫血，会加重原有的乏力症状，严重时致使化疗被迫中断，可能导致术后复发转移率增加，影响患者的生存期。

3. 贫血在消化道肿瘤中有哪些常见原因

在消化道肿瘤中贫血的最常见原因主要有以下三类。

(1) 缺铁性贫血：这是消化道肿瘤患者合并贫血最常见的原因，因为胃肠道肿瘤经常是溃疡型肿瘤，表面可以不断渗血甚至出现大出血。有部分患者就是以严重贫血或者是消化道出血为首发表现就诊于医院急诊，然后确诊为消化道肿瘤。

(2) 缺乏叶酸及维生素 B_{12} 引起的贫血：多见于胃癌，肠癌较少见，由于胃癌进行大部甚至全胃切除之后，对叶酸及维生素 B_{12}、铁的吸收均下降，可以导致贫血。

(3) 化疗药物引起的贫血：大多数化疗药物都可能引起贫血，或者导致原有贫血加重，有的化疗药物比如顺铂和多西他赛容易引起贫血，奥沙利铂、氟尿嘧啶类药物出现贫血的概率通常较小。

当然，也有一些其他因素引起的贫血，种类很多，但在消化道肿瘤出现的可能性都很低，所以在此不做阐述。

4. 贫血到底怎么治疗

前面已经列举了最常见的三类引起消化道肿瘤患者贫血的原因，只要纠正病因就可以治疗贫血。所以，一旦患者发现贫血后，建议及时抽血测铁三项、铁蛋白、维生素 B_{12} 及叶酸。根据病因，治疗主要分成两类情况。

① 缺铁性贫血或是缺乏叶酸及维生素引起的贫血。治疗如下：补充造血原料，比如补铁剂、补充维生素 B_{12}、补充叶酸。

② 考虑是化疗引起的贫血。治疗如下：按照指南，标准治疗之一是促红细胞生成素（EPO），150U/kg，每周 3 次，但问题是可能引起患者的血栓概率及复发转移概率升高，这就让医生非常为难，为了保证安全，还是不用为好。先选择一种中药口服是合

适的，然后依据具体病情再进行调整。很多人会问哪种中药补血更好或者使用五红汤之类是否有效？很遗憾笔者并不知道，无法回答。

总结一下，目前最常见的是缺铁性贫血、缺乏叶酸及维生素 B_{12} 引起的贫血、化疗药物引起的贫血，需要及早发现和鉴别。通过血液检测可以初步明确贫血原因，缺乏铁、叶酸及维生素 B_{12} 患者予以补充，其余绝大多数是化疗相关性贫血，除了输血，指南的标准治疗之一是促红细胞生成素（EPO），150U/kg，每周3次，效果尚可，但是术后患者慎用，因为有促进肿瘤转移复发风险，所以这些化疗相关性贫血的患者选择生血的中药口服是可行的，但疗效不确定，建议选择一种即可。

注射粒细胞集落刺激因子引起骨痛的处理

粒细胞集落刺激因子（G–CSF）即俗称的升白针，分为短效和长效两种，很多肿瘤患者化疗后曾经出现不同程度的白细胞及粒细胞下降，并曾接受过升白针的治疗，所以本章主要讲解注射升白针后引起的骨痛的处理。

肿瘤患者注射升白针之后有一定可能性出现骨痛，有些患者可以合并明显的肌肉酸痛，通常症状都会数天后自行好转，医生有时也不太关注。但是，总是有部分患者骨痛症状很严重，甚至可以达到剧烈的疼痛，或者持续时间长，影响生活和休息，值得临床重视，临床上常规的处理措施是依据不同的疼痛严重程度，给予不同的止痛药物，甚至有因为粒细胞集落刺激因子引起的骨痛严重到需要注射吗啡的病例，但是临床上发现这些止痛药物对于升白针引起的严重骨痛效果并不是很好。下面还是以问答形式来进行相关知识介绍。

1. 为什么升白针注射后会出现骨痛

粒细胞集落刺激因子相关骨痛是常见不良反应之一，在短效和长效升白针注射后均有可能出现，但骨痛的确切机制还不知晓。目前认为一个重要原因是与粒细胞集落刺激因子治疗中引起的免疫反应导致组胺的增加相关，因为组胺的释放可以引起骨髓的水肿及疼痛。当然，上述只是其中之一，还存在其他可能的多种复杂因素，本文不再详述。

2. 注射升白针后骨痛的发生率有多少

大多数文献认为短效和长效升白针的骨痛发生于24%～31%的患者，但也有文献认为可以高达66%的比例。这些都说明接受粒细胞集落刺激因子治疗后出现骨痛是非常常见的现象。其中严重的 3～4 级的骨痛相当罕见，在所有骨痛中低于 8%。一些数据还显示 65 岁以下患者及接受过紫杉醇类药物化疗的患者更容易出现骨痛。

3. 应该服用何种止痛药物

目前对于骨痛的止痛药物选择没有特殊推荐，通常都是按照癌痛的 NRS 评分（简单地说就是患者自己感觉的严重程度）后，给予非阿片类（比如布洛芬）、弱阿片类（比如曲马朵）、强阿片类（比如吗啡、美施康定和奥施康定）进行治疗。但效果并不是很好。

4. 除了服用止痛药物，还有什么方法协助治疗骨痛

答案是有的，目前推荐的是抗组胺药法莫替丁（高舒达）和氯雷他定（开瑞坦），这两种都是非常简单和安全性很好的药物，并且确实对升白针引起的骨痛有效，当然对骨转移之类的疼痛是完全无效。为什么会起作用？还记得第一个问题中，引起骨痛的重要机制是组胺的释放，而抗组胺药就针对该机制起作用，所以才会有效。

举一例临床病例如下：曾有一例 67 岁的卵巢癌患者用紫杉醇联合卡铂化疗后出现粒细胞下降，需要使用长效升白针，结果出现了极其严重的疼痛，主要是从腿部到足部，NRS 10 分，持续了接近 10 天，口服奥施康定效果很差，最后，采用口服氯雷他定，疼痛得到了明显的缓解。

文献发现 30% 的患者注射粒细胞集落刺激因子出现骨痛，并采用了法莫替丁和开瑞坦双重的抗组胺治疗，并且在下次注射粒细胞集落刺激因子前预防性同时口服，结果显示口服上述两种药物安全有效，值得尝试。但注意，并不是所有患者都可以起效。

最后的结论是：如果出现粒细胞集落刺激因子导致骨痛的患者，除了止痛药物之外，可以考虑应用法莫替丁联合氯雷他定口服治疗，并可考虑预防性使用，值得尝试。此两种药物临床很常见，价格便宜，不良反应轻微。可以在注射升白针之前就开始口服，直至症状消失。

如何避免腹腔热灌注化疗的过度使用

曾有不少患者及家属咨询笔者关于结直肠癌术后进行腹腔热灌注化疗的问题，因为被有些医生告知这种方式可以减少术后的腹膜转移，明显提高生存期。大多数患者家属对这个治疗手段不了解，因此本章就这个问题简单进行解答。先说结论，腹腔热灌注化疗并不适合结直肠癌术后患者和胃癌术后患者，我们还是以问答形式进行介绍。

1. 什么是腹膜转移

很多癌症，包括结直肠癌、胃癌、卵巢癌在诊断时或者术后会出现腹膜转移。腹膜可以理解为在腹腔内有包绕大部分重要脏器的薄膜，反复折叠并形成一系列重要结构。一般卵巢癌的腹膜转移风险高于胃癌高于结直肠癌。图 4 中，绿色的就是包绕着肝脏、胃、肠道的腹膜。胃癌和肠癌如果不断长大，可以浸透局部腹膜，严重时形成腹膜种植转移。

那么，腹膜转移预后怎么样？大多数很不好，比同等程度的肝转移和肺转移更差。以结直肠癌举例，单纯肝转移是ⅣA 期，肝转移＋肺转移是ⅣB 期，而腹膜转移直接就是ⅣC 期，属于最严重的分期，手术根治的可能性很小。

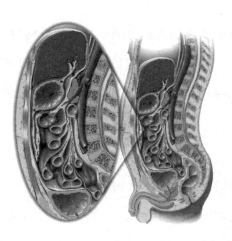

图 4　包绕着肝脏、胃、肠道的腹膜示意

2016 年的研究结果表明，通常肠癌腹膜转移的中位生存期只有 16.3 个月，而单纯肺转移预后相对最好。

2. 腹膜转移有什么危害

肿瘤腹膜转移可以在腹膜上形成大小不同的结节，有很多小结节位于包绕肠道的腹膜上，导致肠道运动受阻，形成肠梗阻，也称恶性肠梗阻，很难治疗，经常引起恶病质导致死亡，部分患者骨瘦如柴。腹膜转移可以导致腹水，引起显著腹胀不适的症状，大量腹水还可以向上压迫膈肌导致呼吸困难。

3. 如何减少结直肠癌和胃癌术后的腹膜转移

目前已经很明确，结直肠癌和胃癌的术后可以通过标准的辅助化疗，比如 XELOX 或 SOX 的双药方案，就可以减少术后的腹膜转移率。

4. 腹腔热灌注化疗是怎么回事

腹腔热灌注化疗又叫 HIPEC，原理很简单，就是将加热后恒温的（一般是 43℃）含有化疗药物（比如奥沙利铂）的液体通过机器注入腹腔中，循环灌注，让液体接触腹膜表面，从理论上，加热后的化疗药物能够更好地渗透腹膜，达到更好的疗效。所以，发明 HIPEC 目的就是为了提高治疗腹膜转移的疗效。

5. 结直肠癌的腹膜转移能否被治愈

大约有 20% 的转移性结直肠癌会发生腹膜转移，尽管腹膜转移预后很差。当腹膜转移的肿瘤可以被完全切除时，手术联合化疗可以延长患者生存期，并可能治愈多达 16% 的患者。发生腹膜转移后，有一些文献显示：手术结合腹腔热灌注化疗（HIPEC）可以取得不错的疗效。也就是说，出现腹膜转移后，手术 +HIPEC 才可能有效，无腹膜转移时，HIPEC 完全无效。

6. 结直肠癌术后是否需要进行腹腔热灌注化疗

不需要。如果你熟悉 NCCN 指南，就知道结直肠癌和胃癌术后从来没有腹腔热灌注化疗这个选项。为什么？因为虽然腹腔热灌注化疗在理论上效果更好，但并没有在临床实践中展示出对比标准化疗更好的疗效。

甚至在结直肠癌腹膜转移的一项最重要的 Ⅲ 期研究：

PRODIGE 7 试验中，把结直肠癌腹膜转移的患者，分为两组，一组进行手术加常规化疗，另一组是手术 + 腹腔热灌注化疗，结果显示无腹腔热灌注（non HIPEC）组和腹腔热灌注（HIPEC）组的生存期是一致的，说明腹腔热灌注的治疗方式无效。同时，加用 HIPEC 后，术后的相关并发症从 13.6% 增加至 24.1%，提示毒性作用显著增加。

同样在胃癌术后，也没有证据证明腹腔热灌注化疗能优于常规化疗来减少腹膜转移，并且这种方式有更多的不良反应，甚至可能耽误全身治疗，因此并不推荐。目前的明确结论是**结直肠癌和胃癌术后的患者，不建议进行腹腔热灌注化疗，基本是有害无益。腹腔热灌注所适宜的患者人群应当经过谨慎选择。**

最后，补充一个临床实际病例，有一位肛管癌的患者术后居然被医生要求进行腹腔热灌注化疗，肛管癌几乎不会出现腹膜转移，所以进行腹腔热灌注化疗毫无意义，只会浪费患者的钱和承受治疗的痛苦，这种属于典型的过度治疗行为。

结肠癌术后的规范化检查方式

　　结肠癌不仅存在规范化的治疗，还存在规范化的检查。过度治疗对患者无益甚至有害，过度的检查也没有必要。很多医生对肠癌术后需要做的检查和间隔时间并不清楚，有些甚至过多的抽血检测 10 余种肿瘤标志物，并且每 3 个月就要求患者进行胸腹部增强 CT 检查，这都属于对结肠癌缺乏了解，属于典型的过度检查的行为。(过度检查可能导致癌症发病率轻微升高，后续会写辐射的危害。)

患者和家属应当学习相关知识，也有权知晓结肠癌术后的规范化检查方式到底是什么。

1. I 期患者

术后 1 年行结肠镜检查，如果发现高危腺瘤（或称进展性腺瘤），1 年后复查。如果没有高危腺瘤，3 年后再次复查，之后每隔 5 年。

解读：我们可以惊奇地发现，I 期肠癌术后是不推荐术后复查 CEA，以及 CT、B 超检查。国外经常会计算经济效益比，专家认为复发转移比例太低，让所有的 I 期患者频繁复查 CT 等检查花费时间和金钱、精力，还有辐射问题，绝大多数人又不需要，因此不推荐。复查肠镜是必需的，肠癌术后有可能再发二次肠癌，肠镜可以筛查息肉防止再发二次肠癌。另外，肠镜也可以检查有无吻合口复发。

笔者的建议是 I 期肠癌还是应该一年查 1 次 CEA，以及胸部 CT 和腹部增强 CT。

2. Ⅱ期、Ⅲ期患者

每3～6个月进行病史和体格检查，持续2年，然后每6个月进行，共5年。

癌胚抗原（CEA）每3～6个月检查，持续2年，然后每6个月进行，共5年。

胸部/腹部/盆腔CT每6～12个月检查，共5年。

术后1年行结肠镜检查，如果发现高危腺瘤（或叫进展性腺瘤），1年后复查。如果没有高危腺瘤，3年后再次复查，之后每隔5年。注意：如果手术前没有做肠镜，术后应当在3～6个月后复查。

PET–CT不常规推荐。

解读：①术后需要查多种肿瘤标志物么？不需要，CEA一种就足够了，别的即使升高，并不能提供更有帮助的信息，因为大多数都不准确，轻度升高什么都说明不了，很多患者化疗中查了非常多肿瘤标志物，比如CA125或者CA72-4，升高一些就来咨询，实际上化疗引起的消化道黏膜损伤后这些指标就可能高，基本没什么价值。CEA是最准确最有效的肠癌术后标记物，其次应该是CA19-9，但尚未被指南纳入。②CT检查是最重要的部分。

国内大部分医院是胸部 CT 和腹盆腔 CT 分开做，注意的是胸部 CT 平扫就行，腹盆腔建议做增强 CT，否则容易遗漏病灶。建议是每 6～12 个月检查 1 次。

笔者的建议是如果是 Ⅱ～ⅢA 期，癌胚抗原每 6 个月复查 1 次，胸部/腹部/盆腔 CT 间隔 12 个月复查。如果是 ⅢB 及 ⅢC 期，癌胚抗原每 3 个月复查 1 次，胸部/腹部/盆腔 CT 间隔 6 个月复查。

3. Ⅳ期患者

① 每 3～6 个月进行病史和体格检查，持续 2 年，然后每 6 个月进行，共 5 年。

② 癌胚抗原（CEA）每 3～6 个月检查，持续 2 年，然后每 6 个月进行，共 5 年。

③ 胸部/腹部/盆腔 CT 每 3～6 个月共 2 年，之后每 6～12 个月检查，共 5 年。

④ 术后 1 年行结肠镜检查，如果发现高危腺瘤（或叫进展性腺瘤），1 年后复查。如果没有高危腺瘤，3 年后再次复查，之后每隔 5 年。注意：如果手术前没有做肠镜，术后应当在 3～6 个月复查。

解读：与Ⅱ～Ⅲ期基本相同，主要是胸部／腹部／盆腔CT的间隔时间，要进行手术的Ⅳ期患者行术前化疗的疗效评估可以缩短CT复查时间，术后的随访每3～6个月复查CEA及CT就足够。

另外，补充两点：①有异常症状1～2周不好转要随时按照症状进行复查，比如明显的头痛或骨痛，分别复查头颅磁共振或骨扫描。②结肠癌复查在所有消化道肿瘤中其实最为重要，比胃癌肝癌胰腺癌都重要得多。原因是：结肠癌复查后发现转移有不小的治愈机会，而后几种肿瘤复发转移治愈机会很低。

结肠癌术后肿瘤标志物升高的处理

结肠癌术后，患者经常需要检测肿瘤标志物，肿瘤标志物很多，其实大多数肿瘤标志物的意义都很小，最重要的是癌胚抗原（CEA），其次是CA19-9，本文就是告诉大家结肠癌术后患者检测肿瘤标志物出现异常后到底应该如何处理。希望通过本章内容的讲解，可以帮助患者和家属减轻发现肿瘤标志物轻微升高后的紧张焦虑心理，同时也希望有些临床医生不要误判肿瘤标志物升高的意义。对肿瘤患者采取的任何检查和治疗手段都需要严谨，以避免出现错误。

首先，我们来看 2021 年第 2 版 NCCN 指南关于结肠癌的随访 / 监测，我们可以发现，结肠癌的随访复查只有 CEA，术后 2 年内每 3～6 个月复查 1 次，之后每 6 个月复查 1 次，共计 5 年。

那么问题来了，为什么 NCCN 指南只推荐检测这么少的肿瘤标志物，而在我国，情况却不一样，几乎绝大多数消化道肿瘤患者都会检测多种肿瘤标志物，有的患者甚至可以超过 10 种？［经常检验的项目包括癌胚抗原（CEA）、糖类抗原 19-9（CA19-9）、甲胎蛋白（AFP）、CA72-4、CA50、CA242、CA125、CA72-4、肿瘤特异性生长因子（TGSF）、铁蛋白等］原因很简单，就是绝大部分消化道肿瘤标志物用于监测和筛查肿瘤的复发和转移都很不准确，所以价值很有限，常规的复查随访已经包括 CT 等检查，这些标志物不能在常规检查之外提供更多的帮助，因此指南没有纳入。

所以，结肠癌术后患者，监测 CEA 通常就足够了，如果实在不放心，根据一些文献的报道，可以多加 CA19-9 这个指标，足矣。其余的那么多种肿瘤标志物，都基本无意义。

接着，再列举几个事实。

① 判断肿瘤是否复发转移，金标准是影像学的检查结果发现病灶，最好是通过病理活检确认。肿瘤标志物仅仅只是辅助判断，单独的肿瘤标志物升高，从来就不能诊断转移复发。

② CEA 最为准确。轻度升高一般和炎症、息肉等良性疾病相关，但如果血液 CEA > 15～20ng/ml，90% 以上提示着肿瘤转移复发，或者存在别的新发肿瘤。所以对于 CEA 的显著升高，一定是高度重视。

③ CA19-9 准确度偏低，但如果术后进行性升高，也经常意味着肿瘤转移复发。需要注意的是，肿瘤患者肝脏及胆道的良性疾病时，CA19-9 也可以显著升高，有时升到 1000U/ml，也只是因胆管炎导致。所以即使 CA19-9 的显著升高，也不一定是恶性肿瘤。

④ CA72-4 也可以因为胃肠道炎症显著升高，临床见过 300U/L 以上，但最终证明还是胃部炎症，准确度较差。

⑤ 其他指标诸如 CA50、CA242、TGSF 等，准确度通常更差，查和不查没有什么区别，即使明显升高也往往毫无意义，只需要看 CEA、CA19-9 这些更重要的标记物数值。

⑥ 化疗可以引起身体各种损伤，包括黏膜病变或肝损伤，可以引起 CEA、CA19-9、AFP、CA72-4 等指标轻度升高，但大多数在化疗停止后恢复正常。

⑦ 在胃肠道肿瘤的病理类型中，有一种特殊的肝样腺癌，可以合并 AFP 显著升高，这种情况需要监测 AFP，不过很罕见。

学习了上述知识后，我们很容易就知道发现肿瘤标志物升高怎么办，处理如下。

① CEA 轻度升高到 5～10ng/ml，可以定期复查。10～20ng/ml，考虑就要积极进行影像学复查，如未发现病灶，以后继续监测 CEA 及复查。＞20ng/ml，那是高度怀疑转移复发，需要完善胸腹部增强 CT 甚至 PET-CT 检查。

② CA19-9 轻度升高，继续监测即可。CA19-9 进行性升高，及时行影像学检查。

③ 如果是 AFP、CA125、C72-4 之类的升高，除了特殊的患者，通常问题不大，继续监测就可以。

此外，再讲两点临床上容易误判的地方。

① 医生依据肿瘤标志物的升高更改化疗方案。有医生因为结肠癌术后 AFP 或者 CEA、CA19-9 的轻度升高直接就更改化疗方案，比如把标准的 FOLFOX 改为 FOLFIRI，这是错误的行为。因为这完全不能证明 FOLFOX 无效，而 FOLFIRI 方案用于辅助化疗的效果是明确的劣于 FOLFOX，那就反而增加了患者的复发转移概率。所以，如果要更改标准方案，必须有影像学证据证实已经转移复发，否则可能反而减少患者生存期。

② 医生依据肿瘤标志物轻度升高和小的病灶判断转移复发。临床诊疗肿瘤的难点并不是肿瘤的规范化治疗，而是出现不明确情况的处理方式，其中之一是医生对于小病灶的判断和处理措施。比如结肠癌术后 2 年，胸部 CT 提示肺上新出现 2 个小结节，直径 6～8mm，形态规则。这时候即使 CEA 轻度升高或者 CA19-9 升高也不能判断是肺转移，因为诊断的效力不够。如果直接就判断转移复发，会有不小的概率是误诊。把患者新发的良性疾病误诊为复发转移在临床上并不罕见，这种误诊无一例外会给患者带来痛苦甚至带来风险，需要尽力避免。

结肠癌术后合并可疑小病灶的处理

很多结肠癌患者术后定期复查胸腹部 CT，有时就会发现小的肺结节、小的淋巴结或者肝脏小病灶，于是会很紧张，担心转移复发，想知道下一步怎么办。这个问题有些复杂，什么时候该继续定期复查，什么时候该积极干预，比依据术后病理和指南制订治疗方案要难得多，笔者先介绍一下大致的处理原则。

首先，要了解一点基本知识，小病灶非常难以确诊。我们通常认为长径在 1cm 以上的肺部和肝部病灶是恶性的可能较大，淋巴结需要看短径，≥ 1.5cm 一般恶性的可能性很高。问题在于，我们经常发现的可疑小病灶，经常在 1cm 以下甚至只有 4～5mm，关于处理方式等相关知识仍通过问答形式来介绍。

1. 小病灶的检查方式有哪几种

小病灶的检查方式包括 CT、磁共振和 PET–CT，病理活检。需要注意的是，看肝脏小病灶最准确的是肝脏增强磁共振而不是 PET–CT。确诊方式只有一种，就是病理活检，无论是穿刺活检或切除活检都可以。

2. 有没有出现影像学检查误判的可能

是存在误判的可能的，越小的病灶越容易误判。即使 PET–CT 也有诊断是转移但结果证实错误的例子，这种误判的可能性有报道可能超过 10%。

3. 术后新发的小结节一定是转移吗

术后新发的小结节不一定是转移，有可能是炎症、再生结节、药物损伤等，比如肺部的炎性小结节就可以出现后自行消失。

4. 发现可疑小病灶后有哪几种处理方式

发现可疑小病灶后主要有以下几种处理方式：①定期复查，比如2～3个月后复查CT/MRI看病灶的变化；②怀疑恶性，行穿刺活检明确诊断，再采取对应治疗方式；③高度怀疑恶性，直接按照转移处理，进行化疗、放疗或手术治疗。

以上每一种策略都有各自的优缺点，都适合不同的病情，需要依据患者的具体病情比如年龄、体力状态、肿瘤类型、小病灶的部位等因素决定。

5. 通常应该怎么做

笔者的意见是术后发现可疑小病灶时，不用着急活检或直接手术。而是应该继续定期复查来判断。时间一定会证实到底是恶性还是良性，因为是恶性的转移病灶一定会继续增大。

6. 如果小病灶是恶性但初始没诊断明确，选择定期复查会不会耽误全身治疗

定期复查并不会耽误全身治疗，因为小病灶既不会出现症状，也不会影响患者体力状态。比如过2个月后复查证实是恶性，

转移瘤增大到 1.5cm，那又有什么关系，这时候开始化疗、靶向或者免疫治疗等药物治疗完全来得及，该有效还是会有效。

7. 如果小病灶是恶性但初始没诊断明确，选择定期复查会不会耽误手术、放疗等局部治疗

定期复查通常不会耽误手术、放疗等局部治疗。很多患者怕的就是不及时处理，这些小病灶不但快速增大并且数量增多，那不就耽误手术等局部治疗手段了吗？实际不用担心这些，道理很简单，就是如果在短短的数周内小病灶就增大并且增多，这证明恶性程度非常高，即使刚发现转移就立刻做了手术或放疗，几个月后依然会出现新发病灶，仍然达不到治愈，相当于白做了手术，这种情况并不少见，比如经常有肠癌肝转移的病例，手术切除肝脏转移病灶，过 2 个月又出现新的转移。

注意：转移病灶是否能治愈不光看是否能手术切除干净，还要看肿瘤的恶性程度，手术能治愈的只是其中恶性程度较低的部分患者。

8.如果最终复查后确定是恶性的转移瘤，该怎么办

医生学了这么多年就是学习该怎么办。这需要结合患者的详细的病情信息，比如年龄、性别、肿瘤类型、基因检测、转移部位、既往治疗史、经济状况等因素，选择出最合适的治疗方案，最好是通过 MDT 多学科协作来决定后续的治疗措施，争取最大的治愈机会。简单地说，通过全身治疗和局部治疗尽可能杀灭所有的可见肿瘤。

综上所述，在术后发现小病灶不能明确是否转移时，要依据风险程度来判断合适的处理方式，一般来说选择定期复查是最稳妥的行为，且不会延误诊治。一旦确认是转移复发，需要仔细地收集详细病情信息，做出治疗决策。

70岁以上结肠癌患者术后首选卡培他滨单药化疗

NCCN 指南认为，70 岁以上结肠癌患者术后一般不适合双药化疗，即使是Ⅲ期也应该只用单药卡培他滨。但是，仍然有不少结肠癌患者家属很迷惑，他们很希望患者再也不出现转移复发，觉得都Ⅲ期肠癌了，术后单药强度肯定不够，为什么不能选择双药？本章就是解释为什么 70 岁以上患者优先选择的是单药卡培他滨。

从包括肠癌在内的多种晚期恶性肿瘤的治疗中，医生很容易发现患者年龄越大和体力状态越差，越强烈的化疗方案带来的风险就越高，所以并不是越强的化疗方案对患者就越好。打个比方，有一位 70 岁以上的肠癌患者，如果接受 XELOX 出现严重的毒性反应导致治疗中断，甚至下一周期化疗都不能顺利进行，那么针对这个患者，显然是直接口服单药卡培他滨更好。

究竟在大于 70 岁的患者总体人群中，选择单药还是双药更好？文献显示 70 岁以上的肠癌患者在氟尿嘧啶单药基础上加用奥沙利铂未被证实能够带来生存获益，也就是双药等同于单药。

其证据来自于 ACCENT 研究，依据美国 ACCENT 于 2013年发布的结果显示，汇集 MOSAIC、NSABP–C07、16968 研究的分析表明，奥沙利铂辅助化疗未能改善年龄＞70 岁结肠癌患者的 DFS、TTR、OS，深入分析发现，随着随访时间的延长，非肿瘤性因素对远期生存产生了一定影响。当然这个结论有争议，也有其他研究说明年龄＞70 岁患者能从双药获益。但是总体来说，支持不获益的证据更为充足。意味着Ⅲ期结肠癌术后，70 岁以上老年人按照标准应选择单药化疗就足够。氟尿嘧啶类单药可能是老年结肠癌患者辅助化疗更好的选择。原因很简单，双药化疗增加的损伤对于老年患者较大，抵消了杀伤肿瘤带来的获益。

但是，把年龄作为联合辅助化疗的禁忌证仍显过于绝对化，在临床实践面对患者个体时，还需结合年龄背后的种种具体因素，进行综合考虑，做出最佳决策。什么意思呢？就是可以有例外，比如那些声如洪钟、健步如飞的患者，即使70多岁，通常对化疗耐受性良好，很可能从双药化疗获益。而有些60多岁走几步就喘不上气要歇息的患者，很可能化疗耐受性差。

但是，下述两种情况笔者强烈建议单药：① 比如80岁以上的患者，别用双药了，确实风险较大，有时难以预测。甚至仅仅口服卡培他滨就可能让80岁的老年人出现心房颤动，并可能继发心力衰竭，使用双药的不可预测的风险显著增大。② 70—80岁的患者，如果体力状态不太好，走个300～500米都气喘吁吁的，最好别双药化疗，很难获益甚至反而受害。

总结: 70 岁以上结直肠癌术后患者整体很难从双药化疗获益,通常应该首选单药。其中年龄不算太大、体力状况良好的患者也可以考虑进行双药化疗;反之,体力状态较差的患者完全不应该进行双药化疗,因为很可能适得其反。

结肠癌辅助化疗中的错误观念

1. Ⅱ期 dMMR 结肠癌进行术后辅助化疗是错误的观念

在临床工作中，经常会看见一个错误，有一些结肠癌术后Ⅱ期的患者，不检测 MMR 蛋白或 MSI，直接进行了术后辅助化疗，或者是检测后发现是 dMMR/MSI–H 的结肠癌术后患者，有的医生根本就无视这个重要指标的结果，仍然按常规予以术后辅助化疗。这会导致这些特殊类型的患者在术后接受无效并且有害的化疗，笔者在临床工作中已经发现接近 20 例。**Ⅱ期 dMMR 结肠癌不能进行术后辅助化疗，因为死亡率可能会提高。**

Ⅱ期肠癌应该检测 MMR 蛋白或 MSI，其中 dMMR/MSI–H 患者尤其是 ⅡA 期的患者不应进行术后辅助化疗，这可以说是基本常识。至于这种类型患者不应接受术后化疗的原因，很多患者甚至医生都并不清楚，因此撰写了本篇内容，阐述事实，希望更多患者及家属了解。

基础知识：在Ⅱ期结直肠癌的辅助化疗中，MMR 蛋白或者 MSI 基因检测一定是被推荐的，因为 dMMR/MSI–H 的肠癌在Ⅱ期中的比例较高，有时甚至可达 20%。并且Ⅱ期的 dMMR 肠癌有着鲜明的特点，就是氟尿嘧啶或者常规双药的化疗有效率很低，但是恶性程度也低，术后复发转移率比普通的 pMMR 肠癌要明显下降。

dMMR 和 pMMR 的测定存在多种检测方式，最简单的就是免疫组化测定 MMR 蛋白：MLH1、MSH2、MSH6，PMS2。任意一个蛋白表达缺失（阴性）就可以判断 dMMR，只要 MLH1、MSH2、MSH6，PMS2 这 4 个指标都是（＋），也就是阳性时，就表示 pMMR。

制订 NCCN 指南的专家共同得出了结论，认为Ⅱ期的 dMMR 结肠癌无须术后化疗，因为术后化疗反而可能增加转移复发，缩短患者生命。并且因上述文献纳入的是所有的 Ⅱ 期患者，那么无论 ⅡA 期（$T_3N_0M_0$）、ⅡB 期（$T_{4a}N_0M_0$）、ⅡC 期（$T_{4b}N_0M_0$）均不建议进行术后辅助化疗。

在大多数强有力的证据中，都指出 Ⅱ 期的 dMMR 肠癌术后不应该进行术后化疗。当然现在 CSCO 专家组的意见还有一些争论，有专家提出 Ⅱ 期 dMMR 中，有占比很少的 $T_{4b}N_0M_0$ 的患者，此类患者相对预后差，应当接受双药 XELOX/FOLFOX 方案化疗，甚至认为 T_{4a} 的患者的预后也偏差，其权重大于 dMMR 的影响，也应该考虑双药化疗，但是，这个观点并没有强有力的证据支持，只是一个推测，属于学术之争，在此不继续深入讨论。

至于为什么 Ⅱ 期 dMMR 患者进行化疗后反而复发转移率升高。原因很简单，就是因为化疗对这类患者术后的微转移灶的杀伤效果差，但又损伤了人体的免疫功能，那就可能出现一种情况，就是这些患者的微转灶本来会被人体免疫自动清除后不会转移复发，但因化疗引起的免疫功能下降，反而出现复发转移率升高。

因此，dMMR 肠癌术后患者，一定要想方设法维持良好的免疫功能，最需要的是充足的营养、良好的睡眠和坚持运动锻炼，而不是需要化疗和各种保健品，更要远离焦虑心态。

2. 结肠癌根治术后采用替吉奥代替卡培他滨辅助化疗是错误的观念

临床工作中，总是有一部分医生喜欢更改肿瘤患者术后的标准治疗方案，比如将结肠癌术后应该使用的卡培他滨更改为替吉奥，将奥沙利铂更改为伊立替康，这样做是不对的，因为**结直肠癌术后不应使用替吉奥代替氟尿嘧啶或卡培他滨进行辅助化疗**，即使同类药物也不能互相替代，比如奥沙利铂适用于消化道肿瘤，卡铂适用于卵巢癌。

因此，笔者认为自己有责任写下这篇文章来阐述事实。首先，替吉奥和卡培他滨这两种药物有很多相似之处，都是氟尿嘧啶类的口服抗癌药，都用于消化道肿瘤比如胃肠癌的化疗，导致有些患者甚至医生觉得在肠癌互相代替没有问题，但这是错误的理念，因为已经有充分的证据说明用替吉奥替代卡培他滨会导致肠癌术后的复发转移率升高。证据如下，需要分成两个时间段来说明。

①在2017年10月以前，医生事实上不知道卡培他滨和替吉奥在肠癌治疗谁优谁劣，因为没有直接对比的数据，日本人也曾经广泛地在肠癌术后患者使用替吉奥治疗（替吉奥由日本药厂发明）。但是考虑到两点：①当时替吉奥对于国人是自费，卡培他滨可报销，因此替吉奥经济负担更重。②替吉奥在肠癌的临床证据远远少于卡培他滨，意思是卡培他滨用于肠癌术后辅助化疗的数据远远比替吉奥更翔实和明确。因此，按常理也不应该选择经济负担更重且证据更差的替吉奥。

②在2017年10月以后，日本进行了下列这项Ⅲ期临床研究，名称为JCOG0910，对比了替吉奥和卡培他滨在Ⅲ期肠癌术后化疗中的作用，结果证实了替吉奥的效果差，因此，试验被提前终止。

日本研究机构进行的Ⅲ期临床研究结果显示：从2010年3月至2013年8月，共1564例患者入组，中位随访23.7个月，卡培他滨组和替吉奥（也就是S-1）组3年无病生存率分别为82.0%和77.9%（HR=1.23，非劣效 P=0.46），两者绝对值相差4.1%，笔者在另一篇文章中已经详细描述了肠癌术后化疗对比不化疗能够有多少获益，参考一下就知道这些差异对于患者非常重要。更何况，卡培他滨的不良反应并不高于替吉奥。最常见的≥3级的严重不良反应，卡培他滨组为手足皮肤反应（16%），S-1组为腹泻（8%）和中性粒细胞减少（8%）。两组各有1例治疗相关死亡病例。

所以，在这里对看到该文章的结肠癌术后患者及家属提出警示，不要使用替吉奥代替卡培他滨或氟尿嘧啶，应当选取最有效的治疗方案，以尽可能减小转移复发风险，事关人命，治疗决策应当非常谨慎。

3. 结直肠癌根治术后应用伊立替康辅助化疗是错误的观念

在临床工作中，有一些医生因为种种原因，针对结直肠癌术后患者会制订错误的化疗方案（当然，别的肿瘤也会出现类似情况），最常见的情况之一是采用伊立替康辅助化疗。**结直肠癌根治术后不能应用伊立替康辅助化疗**，因为这么做既不符合伊立替康的说明书要求，也不符合指南推荐，这是结肠癌治疗的一个基本原则。

先从一个真实病例说起：这是一位46岁女性，直肠中段溃痈性中分化腺癌术后 $T_3N_1M_0$，ⅢB 期，合并脉管癌栓，术后进行了局部的同步放化疗（这点非常好），按照标准化疗方案应当序贯 4 周期 XELOX，而医生给予该患者制订的术后化疗方案是：伊立替康（CPT-11）160mg 第 1 天，替加氟 1.2g 第 1~5 天，预计 8 周期。

解析： 坦率地说，临床工作这么多年笔者从没见过该方案，这也是该医生自创的方案，采用的伊立替康的剂量也是自创的剂量，因为肠癌中合理的伊立替康剂量是双周的 $150\sim180\text{mg/m}^2$ 开始，也就是一般要用到 240mg 以上，这总量 160mg 是一个错误的低剂量。替加氟的疗效差于氟尿嘧啶或者卡培他滨，因此，这种自创的术后辅助化疗方案的疗效明显会劣于标准方案，可能使复发转移率升高，因此不应该这么做。

本章谈的主要是**伊立替康，郑重警示：该药物不能用于结肠癌根治术后的患者**，以下就是通过事实来解释不能用于术后的原因。

首先，在晚期转移性结直肠癌中，伊立替康和奥沙利铂占据着非常重要的地位，目前认为伊立替康和奥沙利铂的疗效在晚期结直肠癌是等同的，疗效都不错，但是，在术后辅助化疗，伊立替康完全不被推荐。

其中的 CAPEOX 指的就是 XELOX：奥沙利铂联合卡培他滨，并没有伊立替康，难道是指南忘记把这么好的晚期肠癌有效的药物用在术后的辅助化疗上？不要小看指南的制订者，医生整天研究怎么提高疗效，你想过的任何问题都有医生去考虑并且实践过。

伊立替康联合氟尿嘧啶方案曾经被用于结肠癌的辅助化疗，试验共入组了 1264 例患者，证明了加用伊立替康在 III 期结肠癌术后无效，两者 DFS 及 OS 均无显著差异。该试验不仅证明加用伊立替康显著增加了毒性作用（这是显而易见的），并且总体生存期还要略短，死亡率还要略高。加用伊立替康组的总死亡人数为 181 例，高于单纯氟尿嘧啶组的 171 例，也就是说，加用伊立替康后反而死亡率升高了。

在 NCCN 指南和 CSCO 指南中，从来没有推荐伊立替康用于结直肠癌的术后化疗，因为增加毒性作用，不但不能延长生存期，反而让生存期缩短了。

结直肠癌术后的辅助化疗的机会非常宝贵，这几乎是唯一可以减少患者复发转移的办法，一定要遵照权威的标准疗法进行。

4.结肠癌根治术后采用雷替曲塞辅助化疗是错误的观念

先说一个真实案例，一位 56 岁的男性患者，诊断是降结肠癌术后 Ⅲ B 期 $T_{4a}N_1M_0$ 的患者，术后复发转移来就诊，用的辅助化疗方案正是奥沙利铂联合雷替曲塞，因为当地医生告诉他，雷替曲塞可以取代氟尿嘧啶，不良反应更小，使用更方便，所以显然更好。

要知道取代氟尿嘧啶是有前提条件的，那就是雷替曲塞应当用于氟尿嘧啶不良反应不能耐受的患者。在结肠癌的辅助化疗上，目前已经很明确，雷替曲塞疗效不如氟尿嘧啶。所以，**结肠癌根治术后一般不采用雷替曲塞辅助化疗**。

所以，笔者反对随意用别的药物取代标准化疗方案，有证据显示雷替曲塞的复发转移风险更高，且不良反应整体更高。

一项 Ⅲ 期随机对照研究，纳入了 993 例 Ⅲ 期结肠癌术后患者，一组使用氟尿嘧啶治疗，另外一组使用雷替曲塞，结果显示雷替曲塞的复发转移风险是氟尿嘧啶的 1.16 倍，且毒性更强，13.2% 的患者因雷替曲塞的毒性反应停止治疗，使用氟尿嘧啶组只有 8.5%。

也正因为上述原因，NCCN 指南和 CSCO 指南中没有在结肠癌的辅助化疗中纳入雷替曲塞。标准的结肠癌术后辅助化疗仍然是氟尿嘧啶／卡培他滨联合或不联合奥沙利铂。结肠癌术后辅助化疗不要随意使用雷替曲塞。

5. Ⅲ期结直肠癌术后加用贝伐珠单抗及西妥昔单抗靶向治疗是错误的观念

国内针对结直肠癌最常用的两种靶向治疗是贝伐珠单抗（安维汀）及西妥昔单抗（爱必妥），一般用于晚期转移性结直肠癌且病灶负荷较大的患者，不用于Ⅲ期结直肠癌患者术后的辅助治疗，这应该是肿瘤治疗的基本常识。但是，有多位结直肠癌患者，分期从ⅢA～ⅢC 期，告诉笔者其主管医生建议术后要进行化疗联合靶向治疗来增强疗效。很遗憾，这就是错误的理念。别说是Ⅲ期结直肠癌术后，甚至连Ⅳ期结直肠癌只要切除干净，是否在术后化疗基础上加用靶向治疗还存在明显的争议。

Ⅲ期结直肠癌术后禁止加用贝伐珠单抗及西妥昔单抗靶向治疗。原因很简单，因为无效且有害，目前已经证实，Ⅲ期结直肠癌术后加用贝伐珠单抗，不仅增加患者经济负担，增加毒性作用（严重不良事件发生率增加 30%），还增加患者的转移复发概率（5 年复发转移相对风险增加 16%），增加死亡风险（10 年的死亡相对风险增加 29%），这些后面有文献论述。这都已经是反复证实的事实，并且早在 2012 年就已经明确了这一观念。但是直到 2020 年，国内少数医生还要给Ⅲ期肠癌术后患者加贝伐珠单抗等靶向治疗。

这是最大规模的使用贝伐珠单抗术后辅助化疗的Ⅲ期临床研究（表 5），简单介绍一下。一共有 2867 例Ⅲ期肠癌术后患者随机分入 FOLFOX4 化疗组，FOLFOX+ 贝伐珠单抗组和 XELOX + 贝伐珠单抗组。所有的生存数据都是 FOLFOX4 化疗组更优。

表5　使用贝伐珠单抗术后辅助化疗的Ⅲ期临床研究结果分析

	10年生存率	5年无病生存率	10年生存率风险比	5年无病生存率风险比	严重不良事件
FOLFOX4化疗组	74.6%	73.2%	基线	基线	20%
FOLFOX4 + 贝伐珠单抗	67.2%	68.5%	1.29	1.16	26%
XELOX + 贝伐珠单抗	69.9%	71.0%	1.15	1.1	25%

奥沙利铂的罕见不良反应

写这篇是想再阐述一遍理念：有化疗指征当然需要进行化疗，但如果没有化疗指征，请别抱着"反正化疗也不增加复发转移率"的想法。因为除了化疗药物带给患者的不适外，化疗的毒性因人而异，有时会导致持续终生的非常麻烦的毒副作用，虽然比例低，但没有人能保证不会发生在患者身上。

以奥沙利铂为例，在极少一部分的特殊的结肠癌患者，采用奥沙利铂化疗可能带来罕见的意想不到的毒性作用，本篇文章介绍的就是这个例子。

我们先看一张图片（图 5），这是一张 CT 横断面的图像，左边是 XELOX 化疗前的 CT，右边是 3 个月以后（4 周期 XELOX）方案化疗后的 CT，箭头所指的类似于月牙形状的就是人体的脾脏。我们可以惊奇地发现脾脏的体积显著增大了。没错，脾大（splenomegaly）是奥沙利铂的不良反应之一，该药物可以在 3 个月内让一小部分患者的脾脏增大 2 倍甚至 3 倍以上。

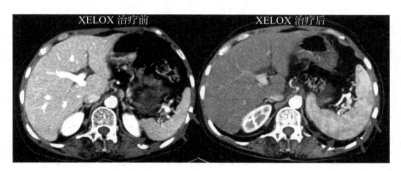

图 5　XELOX 化疗前后 CT

出现这种奇特情况的原因是奥沙利铂可以引起肝脏的肝窦扩张，从而引起门静脉高压和脾大，这种情况并不少见，大多数会自行好转。但是在罕见的情况下，奥沙利铂会导致严重的肝窦扩张，继发严重的门静脉高压，继而出现肝硬化、食管胃底静脉曲张、消化道出血和脾大、脾亢及严重血小板减少。

本章就记录了这样一例病例，病史简述如下。

男性，无饮酒史，无肝炎史，既往体健，整个病程长达11年。

- 2009年时患者69岁诊断Ⅲ期肠癌，顺利行手术根治。

- 2009年下半年至2020年初进行辅助化疗：8周期XELOX，期间有2级血小板下降。

- 2010年下半年复查脾脏明显增大，停止化疗后血小板仍长期2级下降。

- 2011年开始反复就诊于血液科和消化科，无好转。

- 2016年开始出现血小板继续下降，可达4级，需要间断输血小板治疗，并出现2次消化道大出血，住急诊及消化科病房。诊断为：原因不明肝硬化、脾大、脾亢、食管胃底静脉曲张、上消化道出血、门静脉高压性胃病。

为什么消化内科诊断为原因不明肝硬化呢，因为患者做了所有的检查排除了各种肝炎病毒、既往服用的可能造成肝损伤的药物、饮酒、自身免疫性肝硬化、胆汁淤积性肝硬化等因素，找不到任何引起肝硬化的原因。但医生唯独忘记了7年前这位患者进行过 8 周期 XELOX 方案化疗，而奥沙利铂在极罕见的情况下就会造成严重的肝硬化、脾大脾亢及血小板减少，从时间窗和临床表现来看，只有奥沙利铂才是"真凶"，可以很好地解释整个病程。其实这种病例并不止一例，虽然很罕见，但意味着使用奥沙利铂时间越长，出现的风险就会更高，而很遗憾，医生目前完全无法预测和避免这种小概率事件。

一直到 2020 年 6 月 27 日，这患者尚存活，只是生活质量不高，白细胞 $2.8 \times 10^9/L$，血红蛋白 83g/L，血小板 $18 \times 10^9/L$，白细胞和血红蛋白是 2 级下降，而血小板不到正常值的 1/5，属于最严重的 4 级下降，仍处在较高的出血风险中。笔者不知道这位患者和家属是怎么撑过这 10 年，确实，患者的结肠癌经过治疗后痊愈了，但是治疗所带来的 10 年的肝硬化、大出血和严重血小板下降，使得这位患者和家人战战兢兢地生活，不知道什么时候就会突然出问题，这种日子并不好熬。

写出这个病例其实仍然是给大家一个警示，因为很多医生不知道会有这种现象。在此再重申一下笔者的理念，结肠癌的术后化疗疗程并非越长越好，需要遵循指南和规范进行。该使用时必须使用，该停止就立刻停止，仍然是那句话：**辅助化疗过犹不及。**

结直肠癌患者应避免术后肥胖

肥胖目前已经被 WHO 称为一种疾病，可以引起心血管疾病风险的明显升高，也能增加乳腺癌、卵巢癌、子宫内膜癌、结肠癌的发病率。今天谈的是肥胖与胃癌、食管癌、结直肠癌术后患者的关系。

第一，胃癌和食管癌的术后患者根本不用担心肥胖，医生最担心的是体重和营养状态、体力状态的进行性下降。尤其是术后接受辅助化疗产生的不良反应之后，体重下降的可能性则更高。

胃癌和食管癌的手术创伤通常比结直肠癌更为严重，并且由于食管和胃的部分甚至全部切除，导致进食不适感及消化吸收功能明显受损，因此极其容易会出现体重、营养及体力状态降低，甚至导致患者难以完成标准术后辅助化疗。如果一位胃癌或食管癌术后患者能够在术后保证比较好的营养和体力状态，医生会很开心。当然也有能吃能喝导致肥胖的胃癌及食管癌术后患者，只是比例非常低。

第二，结直肠癌患者术后肥胖的可能性要高很多，因为手术的创伤相对小，不影响营养物质的摄入。对于一些肥胖的结直肠癌术后患者，更需要的是控制进食和运动锻炼，争取保持正常体重。因为肥胖的结直肠癌术后患者通常死亡率更高。

研究人员随访了303名结直肠癌患者，肥胖患者的生存率更差，风险比为1.1，可以理解为对比正常体重人群，肥胖患者的死亡风险增加了10%，而超重的患者的生存率无影响。[**注**：世界卫生组织的定义肥胖是体重指数＞30，超重的定义是＞25，体重指数等于体重（kg）除以身高（m）的平方。]

结论就是结直肠癌患者术后可以吃得胖一些，但不能达到肥胖。如果达到肥胖，请减肥，否则复发转移率会轻度升高。

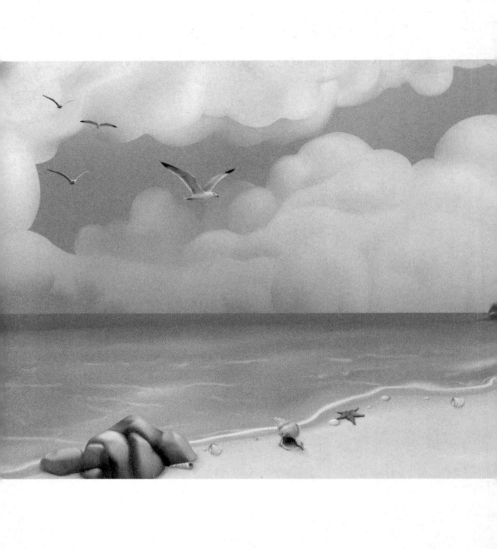

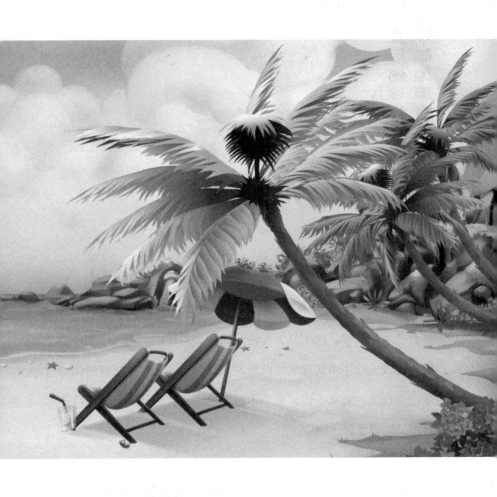

晚期结直肠癌诊疗思路：手术切除肠道原发病灶的时机

这篇文章是因为有患者家属问笔者：患者目前已经诊断肠癌合并腹膜转移，医生认为无法切除腹膜转移灶，但可以切除肠癌，建议先行手术切除肠癌的原发病灶，合不合适？笔者的回答是：不合适，通常不建议先手术，而是应该首选药物治疗。以下是相关知识及详述原因。

手术、放疗、化疗、靶向及免疫治疗都是针对结直肠癌的利器，用之得当可能为患者带来最好的获益，用之不当可能会有种种问题。外科手术是治愈恶性肿瘤最不可或缺的部分，但是会给患者造成不同程度的损伤。医生的责任是评价各种治疗手段的风险和获益，对于Ⅰ～Ⅲ期的结直肠癌，手术的获益显然远大于风险，但对于转移性结直肠癌患者而言，是否对原发病灶进行手术？什么时候进行合适？并不是那么容易决定。

临床上仍有不少结直肠癌患者诊断时就是晚期，经常是以下这种情况：患者因为大便性状改变、便血、腹痛或消瘦等症状就诊，做肠镜后发现肠道有肿物，取病理活检明确诊断结直肠腺癌，于是尽快收入外科病房准备手术，术前要排查转移灶，行胸部 CT 及腹部增强 CT 等检查发现了转移，最常见的三个部位就是：肝脏、肺和腹膜，肿瘤分期明确为Ⅳ期，为了尽可能增加治愈概率，按国家的建议应该是有 MDT 团队制订合适的治疗方案措施。

先简单说一下对于诊断晚期转移性结直肠癌的患者，医生的初步思路。

第一步：评估有没有风险。

什么风险呢？原发灶可能引起肠梗阻、穿孔及出血。肺转移灶可能引起呼吸衰竭（但极其罕见）。肝转移灶如果很多很大，有肝衰竭风险，甚至靠近肝脏边缘包膜的转移瘤有导致肝破裂的风险。如果有骨转移，有可能出现骨折风险。评估后应立即对可能出现风险的转移灶进行合适处理。治病要抓住重点，很显然，最危险的病灶就是疾病治疗的重点。

第二步：评估这患者有没有治愈机会。

这步非常关键，简单地说，就是评估通过药物和手术、射频或放疗等措施，有没有可能消除所有的原发病灶和转移病灶。重点是看片子，评价转移瘤个数、部位和大小。然后分成以下三类。

① **不可切除肠癌转移（A类）**：转移灶数量多，累及多个脏器，比如肝、肺都有，甚至腹膜、骨骼都有转移。一看就知道不能手术，即使全身治疗后，肿瘤数量减少，体积明显减少，也无根治机会。（这里的不可切除是指不能全部切除。）

医生判断：首选全身治疗，不考虑手术。主要是一线治疗、维持治疗及多线治疗。

② **初始不可切除但潜在可切除肠癌转移（B 类）：**可以理解为转移灶中等，一开始手术切不了，但是只要全身治疗后肿瘤数量减少，体积明显减少，就有治愈机会。

医生判断：首选全身治疗，如肿瘤显著好转，争取转移灶及原发肿瘤共同切除。

③ **初始可切除肠癌转移（C 类）：**比如初始只有肝转移 1～3 个病灶，或是肺转移只有很少病灶。经评估后一开始原发灶和转移灶均可切除。到底是先手术还是先化疗，医生如何判断以后再说。只是假如决定了先手术，比如最常见的肠癌肝转移，一般建议的两种方式：两次手术，先切肝转移后切肠道病变，叫"肝脏优先"。或者同时性切除肝脏及肠道转移灶。一般不进行先切除肠道，再切除肝脏病灶，因为这种先肠后肝的手术方式生存期偏差。

本文主要说第一条，A 类不可切除结直肠癌转移患者，当转移灶确认不能切除时，原发灶也不建议进行切除，因为对生存期无影响，只是白遭罪和花钱（当然，原发灶有显著出血或梗阻除外，但部分患者梗阻还可以选择支架）。

第三步：如果没有手术指征，需要药物治疗，那就必须依据患者年龄、体力状态、经济状况、并发症、MMR 蛋白表达、基因检测结果决定最适合的药物治疗方式，这个展开讲太多了，在这里不谈。

　　实际上，不仅是晚期结直肠癌，包括其他的晚期肿瘤，是否选择手术，什么时机选择手术，是非常严肃的事情，需要仔细评估手术可能带来的获益及风险（因为有的时候患者病情非常复杂，难以决断）。只有多学科共同协作（MDT）才能更好地治疗肿瘤患者。

　　结论是，只要不出现严重梗阻和出血、穿孔，不可治愈的肠癌转移患者不应该切原发灶。

结直肠癌患者的一级亲属，通常是指患者的儿女和亲兄弟姐妹，发生肠癌的风险会出现不同程度的升高。医生应该有责任告知结直肠癌患者的一级亲属如何减少肿瘤发生的风险，以及如何筛查及预防肠道肿瘤。这样可以治疗未病，也非常重要。

举个例子：一位 60 岁的结肠癌男性患者因出现腹痛及黑粪，行肠镜明确诊断肠癌，同时 CT 发现肝转移，前来就诊。

医生问：有没有肿瘤家族史？

患者答：父亲 60 多岁的时候也患有肠癌。

医生问：如果父亲是肠癌，知不知道你自己是高风险人群？

患者答：好像知道。

医生问：那你知道自己应该如何筛查肿瘤吗？

患者答：不知道。

这就是问题所在，如果这位患者懂医学知识，按照要求进行常规的肠癌筛查，那么他有很大概率可以早期发现肠癌并挽救自己的生命。所以本章的知识就是想要让这些结直肠癌患者的一级亲属知道如何去预防和筛查肿瘤。

首先，说个知识点，结直肠癌分为散发性肠癌和遗传性肠癌，前者是指不存在可以遗传的基因突变引起的肠癌，后者是指存在明确的基因突变，可以遗传给下一代导致肠癌的发生率显著升高，比如林奇综合征。结直肠癌患者的一级亲属需要做的主要是以下三方面。

第一，注意生活方式和运动锻炼。笔者会在后续的文章中写癌症患者营养及运动锻炼的美国 ACS 指南，这些指南也适用于患者的一级亲属，指导患者如何注意饮食和如何锻炼比较合理，本文不再赘述。

第二，散发性肠癌一级亲属的定期筛查。散发性就是指普通的非遗传性肠癌，患者的一级亲属患癌的风险轻度升高，但风险明显低于遗传性肠癌。其实有多版指南推荐，不能一一详述，本文选取 2020 版 NCCN 结直肠癌筛查指南。

一级亲属建议在 40 岁之后或者患者的诊断年龄减少 10 岁的时候开始筛查肠镜。比如某个患者 65 岁得结肠癌，那么他的儿子建议 55 岁之后进行初次结肠镜筛查，当然提早选择 40 岁也没有问题。初次筛查没有发现腺瘤，每 5 年重复，如果发现，需要切除，并在 1 年后再次复查肠镜。(有的结直肠癌患者的子女发现父母患癌后会很担心和焦虑，30 岁的年龄就去筛查肠镜，其实也没有必要，可以从合适的年龄开始)。

第三，遗传性肠癌一级亲属的定期筛查。这个有些复杂，笔者在"知乎"写过文章《医生的责任：筛查遗传性结直肠癌并告知患者和家属——询问家族史很重要》（https://zhuanlan.zhihu.com/p/157004538），里面详述了遗传性肠癌的多种类型。如果发现患者家族中有多个患癌病例尤其是年轻时发病，那么有不小的可能性属于遗传性肠癌。其子女一般有 50% 的机会携带该基因，患癌的风险就显著提高，所以需要从很年轻开始就定期复查，经常 2～3 年就需要重复查肠镜，不同的遗传性肠癌复查策略不同，很复杂，需要咨询医生。

简单总结一下，**结直肠癌患者的一级亲属患肠癌的风险出现轻重不同的升高，需要通过营养及运动锻炼减少风险，并依据不同的风险类型制订筛查策略**。最后再提一句老话：请戒烟，尽量不喝酒，避免肥胖，能动动就多动动。

转移性结直肠癌的权威靶向治疗

很遗憾，尽管结直肠癌的治疗水平在不断提高，仍然有相当一部分术后出现转移的晚期患者，或者初诊时已经存在转移的患者，绝大多数累及肝、肺、腹膜和远处淋巴结。除了化疗之外，对于转移性结直肠癌还有不同的靶向治疗和免疫治疗药物，本文主要介绍 2021 年第 2 版 NCCN 指南中所推荐的比较权威的靶向药物及应用指征。

注：针对的主要是不可切除的转移性肠癌，对于初始可切除或潜在可切除的肠癌肝肺转移，通常需要仔细讨论后决定，有些情况用了靶向治疗反而不好。此外，本章没有写最常用的和化疗

联合的靶向药物：贝伐珠单抗（安维汀）和西妥昔单抗（爱必妥），因为这些都是基础常识。但再强调一遍，对于不可切除的转移性结直肠癌，贝伐珠单抗不需要任何靶点就可以使用，而西妥昔单抗建议用于左半结肠、RAS/B-raf 野生型的患者，同时尽量不用于 HER-2 扩增的患者，并且建议不要与 XELOX 联合使用（因为 COIN 研究发现这种联合方式效果较差）。

1. 瑞戈非尼（Regorafenib），商品名为拜万戈，是一种多靶点的激酶抑制药，口服即可。

解读： 常规一线和二线化疗后，指南推荐的三线口服靶向治疗药物。但仍然有效率低，毒性反应及副作用常见，很多患者难以耐受。

2. 曲氟尿苷替匹嘧啶片（Trifluridine/Tipiracil），进口的商品名叫朗斯弗，国产的叫苏远，别名 TAS102，是一种新型的抗代谢复方的化疗药物。

解读： 常规一线和二线化疗后，指南也推荐的三线口服化疗药物，可以与贝伐珠单抗联合使用，有效率也低，毒性反应及副作用尚可耐受。

3. 帕博利珠单抗（Pembrolizumab），商品名为可瑞达（Keytruda），是一种 PD-1 抑制药，即常说的 K 药。NCCN 指南建议仅用于 dMMR/MSI-H 患者。

解读：很多患者家属问 TMB 升高和 PD-L1 升高是否可以在转移性肠癌使用，答案是不建议，因为这两个指标升高确实在部分肿瘤比如肺癌提示对免疫治疗效果较好。但是，肠癌中这些指标的表达和疗效无关，没有充足的证据，因此 NCCN 目前只强烈推荐帕博利珠单抗用于 dMMR/MSI-H 患者。

4. 纳武单抗（Nivolumab），也是一种 PD-1 抑制药，即常说的 O 药，道理同上。

5. 纳武单抗联合伊匹单抗（Nivolumab+Ipilimumab），这是 PD-1 抑制药加 CTLA-4 抑制药，属于双通路的免疫联合治疗，也仅用于 dMMR/MSI-H 患者。

6. 曲妥珠单抗联合帕妥珠单抗（Trastuzumab+Pertuzumab），这是抗 HER-2 的双靶向联合，是针对 HER-2 扩增同时 RAS 及 B-raf 野生型的结直肠癌患者。

7. 曲妥珠单抗联合拉帕替尼（Trastuzumab+Lapatinib），是另一种抗 HER-2 的双靶向联合，也是针对 HER-2 扩增同时 RAS 及 B-raf 野生型的结直肠癌患者。

8. Encorafenib+Cetuximab，是一种新型的 B-raf 抑制药联合西妥昔单抗，针对 B-raf V600E 突变的患者。

解读：Encorafenib 很昂贵，国内尚未上市。

9. Encorafenib+Panitumumab，道理同上。一种新的 B-raf 抑制药联合帕尼单抗，针对 B-raf V600E 突变的患者。

解读：帕尼单抗和西妥昔单抗其实可以理解为同种药物，西妥昔单抗是人属嵌合的针对 EGFR 的单克隆抗体，帕尼单抗是全人源化的单克隆抗体，过敏等不良反应略低，但国内也没有。

10. 拉罗替尼和恩曲替尼（Larotrectinib 和 Entrectinib），针对的是 NTRK 基因融合阳性的患者。

解读：NTRK 基因融合在肠癌的比例极低，这两种药物价格也很昂贵，临床使用极少。另外，所有的晚期肿瘤，只要携带 NTRK 基因融合阳性，该两种药物都可能有效。

警示：不要对靶向治疗太过于迷信，上述所有的靶向、免疫治疗和联合治疗也并非万能，通常只有30%～60%的有效率，仍然是几乎无法治愈，且花费比较昂贵，需要慎重决定。另外，PD-1 抑制药是好药，但不能随意在结直肠癌上滥用，除了 dMMR 的转移性肠癌，其他类型肠癌单用几乎无效，目前正在不断的探索研究，比如和靶向联合。

当然，如果患者经济条件较好，还可以对肠癌病理进行 NGS 测序寻找潜在靶点，可能找到其余合适的靶向药物以进一步延长患者生存。

如果想使用最新的药物，建议登录网址 https://clinicaltrials.gov/，可以搜索各个国家最新的临床研究，缺点是需要使用者英文水平尚可，以及最好有基础的肿瘤医学知识，才能识别哪个临床试验最适合。

经济不宽裕的晚期癌症患者如何选择适合自身条件的治疗方案

　　无论是结直肠癌，还是其他类型的恶性肿瘤，手术和辅助治疗的花费不低。一旦到达晚期癌症，很遗憾，治愈的可能性很低，而花费经常很高昂。经常看见患者的家庭不仅要承受失去亲人的痛苦，之后还面临生活困顿和偿还债务的压力。很多时候，患者的钱是被白白浪费在价值极低的检查和治疗中，事实上不需要花费很多钱就可以取得相似的治疗效果。

　　那么，对于经济不宽裕的患者如何选择适合自身条件的治疗方案呢。

1.尽量消减一切不必要的开支

消减没必要的开支，比如花费不菲的金钱用于昂贵的保健品、虫草等各种滋补的食物、中医药，以及西医提升免疫功能的治疗等。上述可能部分会有用，但性价比很低，实际只要能够摄入充足营养就足够。当然，如果有价格实惠的中药和西药，想尝试也没有问题。

2.尽可能收集信息获取低价或免费治疗，比如参加临床试验

晚期癌症患者确诊后可以想办法寻找临床试验，以下这个网站（https://clinicaltrials.gov）就可以进行查询。进入网站后，选择所在地中国（China），输入相关病种，寻找和疾病相关的临床试验，看是否符合入组。

临床试验好处很多，具体如下：①绝大多数的临床试验的筛查（检查）和治疗都免费，甚至给交通费；②临床试验基本都是相当有实力的医院进行，医生水平都不错；③参加临床试验的

每个患者都有专人联系，任何不良反应都能及时通知医生并优先处理，更为安全；④临床试验一旦入组可以尽快收治，不耽误治疗；⑤临床试验大多数都非常靠谱，很有可能优于或者至少不劣于临床标准疗法，因此可能达到最好的疗效。(**注：Ⅰ期临床试验和部分Ⅱ期临床试验疗效不肯定，建议慎重选择。**)

但是，要参加临床试验要注意两个问题。

① 很多注册的临床试验不容易查到，同时存在入不了组的风险，一旦入不了组，有可能耽误病情，所以要找熟悉的医生请教患者最适合哪个临床试验项目，做好准备。

② 初诊断时找到合适的医院，千万要规范治疗，一旦接受了不规范的治疗，后续经常意味着临床试验不能入组。

3. 充分了解检查及治疗方法的花费及功效，规划好费用使用

① 别频繁进行自费的检查，只在关键的时刻选择。诊断完癌症，病情的判定非常重要（也就是看肿瘤大小和转移部位），这决定了下一步的治疗方案。谨慎选择自费 PET–CT 检查。PET–CT 具有本身独特的优势，但是对肿瘤转移判定也并非百分百准

确，甚至对脑部、肝部病灶的判断准确性劣于脑磁共振及肝脏磁共振，部分特殊的肿瘤比如一些黏液腺癌对 PET–CT 不敏感，做了与普通 CT 没区别。通过可报销的磁共振和增强 CT，绝大多数情况下可以获得与 PET–CT 近似的信息，必要时可以拿着片子专门请一个放射科专家门诊仔细看看，有时甚至对病情的判定比 PET–CT 结果更准确，所以经济不宽裕的患者谨慎选择。

② 不要直接就选择最好的治疗药物：先搞清楚最好的药物和略差的药物有什么区别。举例说明，比如部分自费或报销比例低的肠癌患者，需要使用奥沙利铂，进口的叫乐沙定，1 万多的单次费用，国产的艾恒（来自江苏恒瑞）只需要 500 多元，且两者的疗效差距几乎可以忽略不计，选择后者就可以明显减轻经济压力。再举个别的肿瘤的例子，以几年前肺腺癌的化疗药物多西他赛（泰索帝）和培美曲塞二钠（力比泰）而论，毫无疑问力比泰对于肺腺癌具有优势，不良反应更低，生存期略长，劣势是当时自费（现在已入医保），价格昂贵，而泰索帝费用可部分报销。数据显示两者的生存数据没有统计学差异，使用力比泰生存时间略长，但差异都不到 1 个月。那么经济条件一般的患者何必纠结于非得用最好的治疗，选择泰索帝显然更合适。如果是 dMMR

的晚期肠癌，可以使用 PD-1 抑制药治疗，进口的帕博利珠单抗价格远远高于国产的信迪利单抗、替雷利珠单抗、卡瑞利珠单抗等药物，但疗效可能没有区别。

③ 选择昂贵的新疗法需要谨慎。虽然新疗法新药物确实可能更有效一些，但是需要弄明白到底比常规治疗能更优多少。如果只是为了增加数周和数月的生存期，多花数万甚至数十万，值不值得？生命是无价的，没错，可是患者亲属的生活还要继续，欠一屁股债的日子很艰难，需要综合各种情况进行谨慎考虑。

④ 谨慎选择NGS测序。因为NGS测序经常测不出有效靶点，即使测出有效靶点，所找到的靶向药物经常比较昂贵，普通人难以负担，想好了再测。当然，有钱的患者强烈建议使用，晚期癌症如果能寻找到靶点后的精准治疗经常带来更好的疗效。补充一句：并不是越贵的基因检测的结果越准确，建议选择口碑较好的NGS测序公司。

幸运的是，几乎所有的化疗药物，国家都保证了常规标准治疗方案是比较容易负担的。绝大多数情况都有可替代的药物，比最好的药物疗效或不良反应略差，但价格具备巨大优势。包括刚刚说的最新的进口昂贵的 PD-1 抑制药，国内也有类似的但价格相对低廉许多的 PD-1 抑制药替代。

4. 多学习，了解结肠癌治疗知识

很遗憾，在患者的就医过程中，会有很多很多别有用心的人希望你相信他，而你也会不知不觉成为"韭菜"。例如：①绿豆中医张悟本，令人咂舌的 3000 元挂号费依旧一号难求；②有很多打着"高科技"新疗法的幌子的非正规疗法，最典型的就是生物免疫治疗诸如 NK-T 细胞；③纳米技术疗法和量子疗法；④特殊中医冲击抗肿瘤疗法，5 万元 / 月；⑤某地 3 万元 / 月的犀牛角秘方治疗。

还有很多类似的治疗，总之没有见过有效的，这些方法如果确实有效，那要用事实说话，请申请临床试验。事实上，有哪种疗法敢于拿出来暴露在阳光下来证实，一个都没有。他们只不过是用夸张的宣传或伪造各种各样的"有效"病例去欺骗患者及家属，手法雷同，仅此而已。

总而言之，患者和家属应当做好规划，多问问医生和病友，有时是决定做昂贵的检查和治疗的时候，考虑清楚，能入临床试验组就入组。别想着上来花钱就安心，花完了可以借。最好的医

疗会比你想象中的昂贵许多，相对略差点的医疗可能比你想象中的便宜。最后补充一句，随着医学的发展及 MDT 的理念的深入人心，多学科合作使得越来越多的晚期癌症患者获得治愈或长期生存的希望，比如结肠癌肝肺转移，属于最成功的晚期实体瘤治愈的典型，比如有些生物学行为相对良好的晚期胃癌，经手术、化疗或靶向治疗也可能取得治愈。

癌症治疗会出现越来越多的好药，国家也在尽可能地降低药价，患者可以花更少的钱得到更好的疗效，避免患者因病返贫。

写本篇内容是想告诉晚期转移性肠癌患者不要轻易放弃希望，积极治疗可以有治愈机会。随着手术水平的提高，以及药物的进展，有不少初始 10 处以上肝转移灶，甚至 20 处以上肝转移灶患者，或者合并肺转移及局限性腹膜转移患者，都通过合适的全身治疗和手术等局部治疗手段，得到了治愈或者活过了 5 年，明显延长了生存期。部分单发肝转移或肺转移患者的治愈率甚至可能超过 40%。

因为晚期肠癌诊治的复杂性，目前非常提倡进行 MDT，也就是多学科协作，指的是擅长于肠癌治疗的胃肠外科、肿瘤内科、肿瘤放疗科、肝胆外科、放射科、病理科等科室的医生一起协作，对于这类患者进行综合诊治，更好地评判病情后制订治疗方案，增加治愈机会。最后重点强调一句话：**每一例转移性肠癌都应该接受 MDT 诊治，争取进行仔细彻底的病情评估，尽可能达到治愈状态。**

1. 晚期转移性结直肠癌出现转移后的处理原则之总则

很不幸的是，即使结直肠癌的术后患者，接受了根治性手术和术后的标准化疗，但仍然有相当部分的结直肠癌患者最终会出现转移复发，或者有一些结直肠癌患者初诊断时就已经出现了肝转移和肺转移。称为 IV 期结直肠癌，也就是我们常说的晚期结直肠癌，其生存机会就会显著的下降，面临死亡的风险。在转移部位中，最常见的就是肝脏，其次是腹膜、肺和远处淋巴结，骨转移及脑转移等部位的转移较为少见。

在权威的 AJCC 分期中，也依据复发转移的严重程度，把IV期结直肠癌按照病情轻重分为 3 类：

IVA 期：指 M_{1a}，远处转移局限于一个器官，比如仅仅只有肝脏、肺或远处淋巴结中的一处出现转移，但没有腹膜转移。

ⅣB 期：指 M_{1b}，远处转移局限于一个以上器官，比如既有肝转移又有肺转移（没有腹膜转移）。

ⅣC 期：指 M_{1c}，预后最差，凡是有腹膜转移就是 M_{1c}。

ⅣA 期通常优于ⅣB 期优于ⅣC 期。ⅣA 期结直肠癌患者经过积极综合治疗的治愈可能性仍不低，有的甚至能达到 40% 以上，但ⅣB 期患者的治愈率就明显下降，ⅣC 期就更低。即使同是ⅣA 期结直肠癌，病情也可以有很大差别，一个结肠癌伴有单个 1cm 的肺转移灶，是ⅣA 期，另一个有 10 个大小不等的肝转移，也是ⅣA 期，其治疗手段和生存时间显然很不一样。

首先，结直肠癌的转移在诊断明确后，一定要区分直接可切除、潜在可切除、不可切除。很简单，就是看诊断时外科能否通过手术切除结直肠癌的原发病灶和转移灶。外科评估后能切除干净就是直接可切除，外科说现在不能切缩小后可切除，就是潜在可切除，外科说即使缩小了也切不了，就是不可切除。

所以，一旦诊断晚期转移性肠癌，要完善胸部 CT、腹部增强 CT 或肝脏核磁检查，经济条件好的可以做 PET–CT，用以明确病变部位及数量、大小，然后将患者分为以下三类：初始可切除肠癌转移，初始不可切除潜在可切除肠癌转移及完全不可切除肠癌转移。

初始可切除一般指的是晚期肠癌转移病灶 ≤ 5 个，经外科评估后直接可切除的患者，然后依据 CRS 评分高低（临床复发风险评分），分成低风险和高风险，低风险组可以直接手术 + 术后化疗，高风险组强烈建议先化疗后手术。

初始不可切除潜在可切除指的是一开始晚期肠癌因肿瘤太大或数量较多切不了，但是通过化疗等全身治疗方法缩小肿瘤后，就可以切除，比如肝上有个 20cm 转移灶，把它缩成 5cm 就能切除了。这种情况要尽可能的依据病情选择最强有力的治疗方案，尽可能缩小肿瘤，后行手术治疗。

完全不可切除指的是晚期肿瘤诊断时已经弥漫性转移，到处都是，即使缩小和减少肿瘤也不可能达到手术根治，那么这种情况就是通过药物，尽可能地控制肿瘤延长生存期。后续会写该类患者的推荐的六步治疗方式。

简单理解，如下所示。

转移性结直肠癌	累及范围	病变数量	治疗目标	治疗方式
初始可切除	仅累及肝脏或肺	通常≤5个	治愈	手术+化疗或化疗后手术
潜在可切除	可累及肝脏和其他器官，如肺	经常>5个	争取治愈，或延长生存	必须先全身治疗，后手术±局部治疗
不可切除	可累及多个器官包括腹膜	经常>5～10个	延长生存期	无紧急征象不手术，以全身治疗为主

看着简单，其实也并不容易，全身治疗和局部治疗的选择需要依据肠癌患者的年龄、合并症、身体素质（体力状况）、肠癌的解剖位置、转移癌的位置和大小、各种基因的表达、MMR状态等因素决定，判断各种治疗方式带来的获益和伤害，要做得好，需要的专业要求并不低。

所以，第一步完善的评估很重要，通过MDT多学科专家的共同评估也最准确，才能制订最合适的治疗方案。

2. 初始可切除结直肠癌转移的处理原则以及如何预测生存期

（**注：** 本文中有一个工具网站，用于预测该类患者行原发灶和转移灶切除术后的复发转移率，需要的患者家属可以尝试。）

上一篇文章已经写了，结直肠癌Ⅳ期患者需要区分成3种类型，本章节写的是初始可切除结直肠癌转移的诊疗原则，比如诊断结肠癌时合并2~4个肝转移的患者，结肠病灶和肝转移都可以比较简单的通过手术切除干净，这类患者属于转移后的病情相对轻的患者，目标显然是治愈，我们最重要的治疗手段就是手术、化疗在内的药物治疗（部分直肠癌患者需要放疗，本文先不讨论）。如何合理地安排治疗方案和手术时机就非常重要，每一步都很关键，尽量选取最合适的方案。

还是带着问题来学习比较容易掌握和理解知识，5个问题供大家思考。

(1) 这种原发灶和转移灶直接可切除的情况，是先手术后化疗，还是先化疗后手术？

(2) 如果先化疗，选用什么方案最为合适？

(3) 如果先化疗，需不需要加靶向，比如贝伐珠单抗或爱必妥？

(4) 如果先化疗，多长时间后手术？为什么是这个时间？

(5) 如果化疗后肝转移病变完全消失了，一定是好事吗？

每一步的选择，看似简单，其实都是临床经过千锤百炼后的答案，普通的患者和家属可能回答不了，只需要了解。但是治疗肿瘤的专业医生都应该很清楚。

第一个问题：先化疗后手术还是先手术后化疗？

其实 NCCN 直接写了：初始可切除的结肠癌肝转移，无论先手术后化疗，或先化疗后手术都可以，有很多临床试验的结果来证实这一点。比如 FOXTROT 研究显示 III 期的结肠癌都可以先化疗后手术，那么 IV 期可切除肠癌当然也可以这么先化疗后手术。

即使原则上都可以，但在临床实践中，仍要评估哪种方式可能更好，最常用的工具就是 CRS 评分（Clinical Risk Score），又名临床复发风险评分。包括以下 5 个参数。

(1) 原发肿瘤淋巴结阳性。

(2) 同时性转移或异时性转移距离原发灶手术时间 < 12 个月。

(3) 肝转移肿瘤数目＞1个。

(4) 术前 CEA 水平＞200ng/ml。

(5) 转移肿瘤最大直径＞5cm。

每个项目为1分。0～2分为 CRS 评分低，3～5分为 CRS 评分高。CRS 评分越高，术后复发风险越大。

这5个参数非常重要，目前的建议是 CRS ≥ 3分的患者选择先化疗后手术。＜3分的患者可以先化疗后手术，也可以先手术后化疗。

当然，上述只是参考因素之一。临床还要考虑更多的信息，比如患者体力状态差无法耐受化疗或者诊断时已经有梗阻，那只能先考虑手术。

下列的网站用于预测该类患者术后的生存期。

https://www.mdcalc.com/fong-clinical-risk-score-colorectal-cancer-recurrence

如下图所示，里面有5条，满足一条算1分，点击 yes 即可。

(1) node-positive primary：淋巴结阳性。右边有 no 和 yes 选项，点击选择。

(2) disease free interval＜12个月：诊断时就发现肝转移或者肠癌切除后出现肝转移的时间小于12个月都属于这个范畴，就选择 yes。如果术后12个月以上出现肝转移，就选择 no。

(3)＞1tumor：指的是肝转移病灶大于1处，选择 yes。

(4) Preoperative CEA＞200ng/ml：术前 CEA＞200ng/ml。如果大于，选择 yes。

(5) Size of large tumor＞5cm：肝转移灶直径大于5cm。如果大于，选择 yes。

点击结束后，就可以计算出患者大概的5年生存率，基本上比较准确。

注①这是一个相对还不错的肠癌肝转移预测评分系统，但还不足够准确和全面，并且，随着治疗水平进展，生存率会继续升高，比该评分系统给出的数值应当更高一些。

注②结直肠癌肺转移的处理原则类似于肝转移。且通常认为同等程度的肺转移的预后好于肝转移。例如曾咨询过我的ⅡA期结肠癌术后3年，CEA 不高，出现单发肺转移2cm，进行了手术。如果按照肝转移2cm计算 CRS 为0分，5年生存率可达60%，肺转移的术后只会更高。

注③上述讨论的是结直肠癌只有肝转移或结直肠癌只有肺转移。假如结直肠癌同时肝肺转移，上述评分系统均不适用，通常预后较差。

注④仅限于只有肝转移的患者。合并肺部或脑转移、腹膜转移均不能通过该网站计算。

第二个问题：直接可切除的结肠癌肝转移，如果先化疗，选用什么方案最为合适？

既往从没有接受过化疗的患者，应当采用 XELOX 或 FOLFOX 方案，1 类证据，首选。指南上注明了 preferred，意思是优先选取。不解释了，这是由多个临床试验得到的结果。NCCN 结肠癌指南 2021 年第 2 版已经清楚地写明了专家共同的最优推荐，这也是最有可能让患者治愈的治疗方案。

第三个问题：如果先化疗，需不需要加靶向，比如贝伐珠单抗或爱必妥？

这是一个很重要的问题。在初始不可切除的肠癌肝转移或肺转移，我们一定要用最强最好的方案缩小肿瘤后争取手术机会，联合靶向没有问题。但在初始可切除的肠癌肝转移，答案却是不建议联合靶向。

不仅仅是因为病灶负荷轻，手术不需要强烈的化疗加靶向进行缩瘤。而是从多个试验得到的信息，贝伐珠单抗或爱必妥加用后有个特点，对可见的实体瘤有效，对于远处的微转移瘤几乎无效。以下是最主要的原因。

这就必须谈一个让人震惊的Ⅲ期临床研究，2014年发表，叫作New Epoc。

这个研究入组了257例Kras野生型的结直肠癌可切除性肝转移患者，随机分为2组：1组采用术前化疗＋爱必妥（C225），治疗后手术。第2组术前只化疗，无靶向，也是治疗后手术。

结果令人大跌眼镜，无病生存期在爱必妥组明显缩短，仅仅只有14.1个月，而单纯化疗组可达20.5个月。本来是期望得到加用靶向药物爱必妥后生存期延长的结论，结果却恰好相反。

这个结果曾经引来了广泛的争论，但仍然不能得到合理解释。但是，正因为这个试验的存在，NCCN指南推荐可切除的结直肠癌肝转移，手术前的标准治疗是化疗，不加任何靶向，术后更不需要。

所以，在本文警告一句，结直肠癌肝转移的患者如果肿瘤负荷小、数量少，术前的化疗不要加上靶向，不光是无效，甚至有死亡率升高的风险。这也符合我一直的理念，肿瘤治疗"过犹不及"，很多时候并不一定是治疗药物越多越好。

而目前在临床，**有些医生的理念是只要确诊晚期肠癌，加上靶向就肯定更好。实际这并不准确，仍需要对晚期患者进行仔细区分，并依据病情选择最合适的治疗。**

上述只是通常情况下的肠癌治疗方案，如果是特殊类型的肠癌，比如 dMMR 肠癌肝转移或者 HER-2 扩增肠癌转移，都可能有更好的治疗方案。

第四个问题：直接可切除的结肠癌肝转移，如果先化疗，多长时间后手术？为什么是这个时间？

NCCN 指南建议 2~3 个月后进行手术，认为这是术前最合适的化疗时间。

为什么是这个时间呢？主要基于以下 2 点。

(1) 术前化疗的疗程继续延长，很多患者的毒副作用可以累积增加，可能使体力状态变差，并进一步影响手术，造成术后并发症增加。

(2) 本身此类患者病灶很小，容易切除，如果化疗有效，患者的肝转移病灶显著缩小，比如缩小到 2mm 甚至消失，会导致手术医生在术中难以找到肝转移病灶。

第五个问题：如果化疗后肝转移病变完全消失了，一定是好事么？

化疗后复查肝脏 CT 或 MRI 发现肝转移完全消失，提示化疗的效果很好，当然是好事，但也有负面影响，如下所示。

第一，肝转移瘤消失后，外科医生经常在术中找不到具体病灶，只能选择不切除或者多切除：就是大范围切除可疑病变的区域来保证没有遗漏，但这势必增加了手术创伤、残余肝脏体积也会明显减少。

第二，这种单纯影像学消失，如果不进行手术，接近 70%～80% 的患者会在 2 年内重新出现肝转移，反而造成治愈率下降。

总结：上述简单说了初始可切除结直肠癌转移的治疗原则，其实核心就是一定要争取治愈，先化疗还是先手术由病情严重程度而定，手术前后的化疗不建议加靶向，以 FOLFOX 方案或 XELOX 方案为优先选择，治愈的把握最大。手术前后需要接受 6 个月的双药化疗。

3. 潜在可切除结直肠癌转移的处理原则

潜在可切除肠癌转移的定义已经写过了，比初始可切除的转移严重，比不可切结直肠癌转移要轻，指的是已经出现肝或肺等远处转移的患者，因病变较多或较大，难以直接手术切除干净，但有希望通过药物治疗（大多数情况是化疗＋靶向）缩小和减少转移灶后，争取宝贵的手术机会。

原则很简单：想尽一切办法，制订最好的全身治疗方案，缩小和减少所有病灶，争取手术或联合其他局部手段治疗达到治愈或可见的病灶都消失。所以，更需要进行 MDT 讨论决定治疗方案。 需要注意的是：初始药物治疗方案很重要，一旦初始治疗失败，肿瘤增大增多后，基本上就失去所有的治愈机会。

举例说明，有位结肠癌术后患者出现肝转移，肝内 5 处病灶，最大径 10cm，肝脏外科评估无法切除（通常切除肝脏后要求保留 30% 以上的正常肝脏组织）。这时候就属于潜在可切除结肠癌肝转移，只用化疗等药物几乎不能治愈，存活时间有限。如果能够通过最好的全身治疗方案把肿瘤缩小到 2～3cm，那么很可能获得手术切除干净肝转移瘤的机会，患者的生存期就可以明显的延长，甚至达到治愈。

所以，初始治疗一定要选择最好的治疗方案，是依据患者的年龄、体力状态、合并症、肿瘤的病理特征（mmr 情况，HER-2 情况，kras、nras 和 braf 突变的情况）决定，如果经济条件非常好，还可以做 NGS 测序寻找罕见的靶点，但只有很小的机会能够找到。

相关的治疗方案和理念比较复杂，本文简单的说明以下几点。

(1) 70 岁以下且体力状态好的患者，强烈建议首选三药 FOLFOXIRI 联合靶向，效果最佳。比如在 VOLFI 研究研究中使用 FOLFOXIRI+ 帕尼单抗或西妥昔单抗治疗左半结肠、全 ras 及 BRAF 野生型的转移性肠癌，可以达到接近 90% 的有效率。而 FOLFOXIRI+ 贝伐珠单抗的靶向治疗，通常也能达到 60% 以上的有效率。

(2) 如果 70 岁以上或者 70 岁以下，体力状态不够好，至少采用双药化疗联合靶向，比如 XELOX+ 靶向（贝伐珠单抗）或者 FOLFOX+ 贝伐或西妥昔单抗（符合指证时）。注意：① XELOX+ 西妥昔单抗不被推荐，因为 COIN 研究发现这种配伍方式欠佳，②尽量不要首选含伊立替康的双药联合方案。

(3) 特殊的患者，比如 dMMR、HER-2 扩增或 braf V600E 突变、NTRK 突变的患者，需要依据具体情况制订治疗决策。

(4) 如果初始治疗失败，即使更改治疗方案，也几乎不可能争取手术机会。因此才说初始才最为重要。

(5) 初始治疗的疗程最多为 6 个月，当治疗 6 个月后仍然无法切除干净病灶，定义转化治疗失败，只能进入不可切除的结直肠癌转移的治疗程序。

所以，诊断后的初始治疗方案是重中之重，首选强效的化疗联合靶向治疗，并需要剂量标准规范，争取生机。潜在可切除肠癌转移是相当严重的疾病，需要仔细认真的诊治和制定最好的方案。患者和家属要做的就是坚定信念，积极治疗，全力改善营养状况和体力状态（既往的文章写过如何改善），这就是配合医生治疗的最佳方式。

4.不可切除转移性结直肠癌的处理原则及六步治疗方式

很糟糕的是，仍然会有不少结直肠癌转移患者属于不可切除的广泛转移，意味着全身多脏器的多发转移，通常是肝、肺、腹膜、淋巴结、骨等部位，无法通过手术、射频、放疗等局部治疗手段来清除所有病灶，也就是说，无法治愈。这四个字非常沉重，但是以目前的治疗水准，只能做到尽量延长患者生命。

在这个阶段，患者的治疗目的是：以全身的抗肿瘤药物治疗为主以达到延长患者生存期、改善生活质量的目的，局部治疗为辅，在需要的时候进行，用以缓解症状及保证全身抗肿瘤药物的顺利实施，如此可以取得最好的疗效。仍有5%左右的患者可以活过5年。

（注：全身抗肿瘤治疗指的就是各种可以控制肿瘤的作用于全身的药物，比如化疗药物、靶向药物、PD-1抑制药等，局部治疗通常针对局部病灶，包括手术、放疗、射频消融、TACE等。）

同时在这个阶段时，只要不出现肿瘤急症，无手术指征，因为是无效的手术，打个比方，一个患者有20处肝转移，手术切除其中 5 处病灶，对于病情其实没有帮助，反而遭受了手术的创伤和痛苦。比如结肠癌多发肝肺转移，只切除肠癌的病灶毫无帮助，只是遭受了痛苦。但是，如果原发肿瘤出现了梗阻和穿孔等急症，有时就要考虑手术治疗来解除。

大多数不可切除结肠癌转移的患者的病程通常是如下所示。

(1) 一线双药或三药化疗 ± 靶向治疗 6 个月，双药通常是 FOLFOX 或 XELOX，三药一般是 FOLFOXIRI，靶向治疗通常是贝伐珠单抗或针对 ras、braf 野生型的左半结肠癌患者使用爱必妥。（为什么是 6 个月，是因为双药 / 三药化疗随着疗程增加，毒副作用持续增加且疗效逐渐减弱，6 个月是大多数患者接受积极化疗的最佳疗程，当然，也有部分患者不良反应极大，只能坚持 4 个月甚至更短。）

(2) 改为维持治疗：单药化疗 ± 靶向。一般是卡培他滨 ± 贝伐珠单抗，通常副作用较小，并建议一直使用。直到复查发现肿瘤进展，确定维持治疗无效，或出现严重的毒副作用（比如贝伐珠单抗长时间使用后出现尿蛋白 3+ 或严重高血压等）。

(3) 进展之后，改为二线化疗 ± 靶向治疗，最常用的是 FOLFOXIRI 或 XELIRI。

(4) 肿瘤继续进展之后，可以选择三线口服单药：呋喹替尼或瑞戈非尼，一般能控制 3 个月时间。

(5) 肿瘤继续进展，可以选择四线治疗 TAS102（曲氟尿苷替匹嘧啶片，朗斯弗），来自于 RECOURSE 试验，结果显示该药物能控制病情 2 个月（中位 PFS 2 个月）。使用 TAS102 的患者对比安慰剂疾病控制率明显更高 44% vs. 16%、生存期更长 7.1 个月 vs. 安慰剂组的 5.3 个月。

(6) 肿瘤继续进展，绝大多数情况下已经无药可用，这时患者基本已经开始出现轻重不同的症状，生活质量经常会进行性下降，这时候最重要的其实是用所有办法缓解症状，让患者尽可能舒服，提高生活质量，叫作 BSC，最佳对症支持治疗（best supportive care）。部分患者可以考虑入新药的临床试验组，有一定机会控制病情。别误认 BSC 为放弃治疗相当于等死，实际这段时间的处理非常重要，能够比较好得度过最后的时光，不被疾病折磨，需要医生和家属的共同努力。

需要患者和家属知道的如下所示。

① 一线化疗和维持化疗控制的时间一般是最长的，有时甚至可以长达 2～3 年，这就是我说的非常宝贵的时间，一定要在这

个时间段做自己这辈子想做的事。

② 二线治疗、三线治疗、四线治疗的有效率和控制肿瘤的时间一般是依次缩短。

③ 在整个治疗过程中，可以上 clinical trial 搜索有无合适的临床试验入组，有可能取得更好的疗效。

④ 特殊的患者比如 dMMR 或者 HER-2 扩增或 BRAFV600E 突变等患者，有针对性的免疫或靶向治疗方式。如果做了 NGS 基因检测全面筛查，发现诸如 NTRK 等突变，有其他针对的靶向治疗延长生存，但很遗憾，能找到突变的概率只有 10% 左右，水平越差的 NGS 测序公司越找不到靶点。

对于此类患者在接受全身抗肿瘤治疗时，由于肿瘤病灶的存在，可能会导致很多特殊异常的状况需要进行局部治疗，下面以临床的案例举例说明局部治疗的用途。

⑤ 不可切除结肠癌合并肠梗阻：患者腹痛腹胀无法进食，这时候无法进行全身药物治疗，需要尽快解决肠梗阻。如果采用禁食和通便不缓解，就需要局部治疗，临床常用的方法有：肠道支架、造瘘手术、肿瘤局部切除等。原则上：首选能解决患者症状的最小创伤的方法。

⑥ 合并肠道明显出血和穿孔：大量出血会直接威胁患者生命，穿孔可能会导致极其剧烈的腹痛、急性腹膜炎甚至休克。同样，也不能继续抗肿瘤治疗。如果常规止血等保守治疗无效，只能普外科紧急干预实施手术切除病灶挽救生命。

⑦ 肿瘤转移到肝脏或者肝门淋巴结压迫胆道引起梗阻性黄疸。首选消化科行 ERCP 植入胆道支架、介入科行 PTCD（经皮肝穿刺胆道引流手术），甚至是普外科手术缓解梗阻。从目前来看，消化道的胆道支架植入的创伤最小，效果也非常好。

⑧ 肿瘤压迫输尿管导致肾盂积水。甚至临床上看肿瘤未压迫到输尿管，就出现积水了，原因是肿瘤浸润导致腹膜挛缩，输尿管因此排尿困难导致积水。肾盂积水时间长会导致整个肾脏皮质变薄，甚至完全丧失功能，因此要选择输尿管支架甚至肾盂造瘘解除积水，保护肾脏功能。

⑨ 合并骨转移、导致骨破坏和剧烈疼痛，甚至有骨折风险。通常需要放疗和骨科手术来缓解。

⑩ 脑转移引起的头痛头晕行走障碍。大多数需要放疗来控制病灶，部分患者可以通过神经外科医生行手术治疗。

⑪ 部分以肝转移为主的患者，肿瘤负荷严重时。可以考虑做

局部治疗：肝脏 TACE 或留置肝动脉泵，行肝动脉化疗，协助控制肿瘤。

⑫其他罕见的需要局部治疗的临床情况。

最后说一句，其余的大多数恶性肿瘤的转移，其实治疗的目的相同，策略也与上述一致，均为全身抗肿瘤治疗为主，必要时联合局部治疗，不同的情况采用不同的治疗方式。

美国ACS指南：结肠癌患者的术后运动锻炼及饮食调整

ACS是美国癌症协会的总称，制订了非常多的指南，本文中制订的指南对应的是癌症幸存者，指的一般是癌症术后的患者，应遵循的建议。当然，ACS还给健康人及不同病种制订了一系列指南，不过大同小异。

一旦确诊癌症，除了接受标准的治疗（比如手术及放化疗）之外，非常多的癌症患者会拼命寻找各种办法，包括饮食、保健品或运动锻炼等办法，希望癌症不会转移复发。很多人会有许多疑问，比如：我应该吃些什么？怎么吃？怎么运动锻炼？怎么保持体重？要不要吃保健品？要不要吃中药？目前也有很多的对癌症患者的饮食和运动建议（来源自网络、书籍或家人朋友建议），可惜目前绝大多数建议并未被证实有效。值得注意的是许多证据证实目前市场上出售的保健品对于癌症患者的健康几乎没有任何帮助，甚至可能有害。而中医药能否改善癌症患者的预后，也同样需要明确的证据支持。

美国癌症协会（ACS）的权威指南，指导癌症患者的术后营养及运动，用于康复及预防癌症。你没有看错，癌症患者手术治愈后也需要预防第二原发癌症，并且得过一次癌症的患者再发第二次癌症的风险实际上明显超过普通人，合适的营养和运动锻炼可以减少癌症风险。

2012年美国医师协会找到了一群营养、运动及肿瘤生存方面的专家，综合评判了几乎所有的可靠的癌症相关的营养运动方面的临床研究，制订了针对癌症患者的营养及运动指南。这些指南是美国人民无私地拿非常多的资金及人力研究出来的结果，虽然人种不同，但也很有价值，值得学习。美国癌症协会的权威指南的原文很长，不得不精简，其实重要的就是老调重弹的几条：必须戒烟，尽量少饮酒，定期锻炼，营养饮食和保持合理体重。

癌症患者必须明白：癌症除了有转移复发的风险，出现心血管疾病、骨质疏松及第二原发癌的风险也增加。合适的运动锻炼、饮食及体重管理可以减轻癌症治疗相关不良反应，改善患者生理功能、减轻乏力并改善生活质量，最重要的是，可以显著减少肿瘤的转移复发，尤其是在乳腺癌及肠癌患者，甚至可能减少高达 40%～50% 的死亡风险。因此非常重要。

美国癌症协会的权威指南对于癌症患者的术后营养及运动的具体措施如下。

1. 运动锻炼

已经至少有 20 篇以上的前瞻观察性研究显示运动锻炼的患者有更低的肿瘤复发风险，目前的证据鼓励患者尽可能早地进行安全的运动锻炼，可以增加骨骼健康、肌肉强度，减少心血管疾病及骨质疏松风险，减少第二原发癌风险，即使在化疗及放疗过程中也可以依据体力状况进行低至中等强度的运动锻炼。

运动方式如下：参考美国运动医学联盟（ACSM）2008 年制订的美国运动指南，该指南建议患者必须并且尽快进行正常的运动锻炼：19—64 岁的患者应至少每周进行 150 分钟以上的中等强度运动或者 75 分钟以上的高强度有氧运动，或是两者结合。每次运动持续的时间至少 10 分钟以上，最好持续于整周。成人应该进行力量训练，尽量包括所有主要的肌肉，每周至少 2 天。65 岁以上的人群如果有能力也尽量遵循上述方式，如果慢性疾病限制运动，可以自行调整。

什么是中等强度运动及高强度运动？中等强度运动（运动期间可以讲话，不能唱歌）：在平地或者轻度倾斜的地面骑自行车，松土和修剪树木等园艺工作，少跑动地玩篮球、排球等，双打网球，快步走路，跳舞，水中的有氧运动等。高强度运动（运动期间只能说几个简单的字）：有氧运动舞蹈，骑车速度超过 16km/h，快速跳舞，重度的体力运动（挖土和掘土），骑车上山，跳绳，空手道等，竞走、慢跑和快跑，跑动很多地玩篮球或足球，快速游泳，单打网球。

2. 饮食

美国心脏病协会（AHA）推荐了成人的营养构成食谱：脂肪 25%～35% 的热量，碳水化合物 50%～60%，蛋白质 10%～35% 的热量，最少 0.8g/kg。推荐患者饮食如下。

① 禁止吸烟，限制饮酒。

② 低脂饮食：少吃油炸食品及油腻的食物。

③ 少吃红肉：红肉主要是指猪肉及牛羊肉。推荐富含 ω–3 脂肪酸的食物（比如鱼和坚果）。

④ 推荐瘦肉、不带皮的家禽、蛋类、无脂或低脂牛奶产品、坚果、种子及豆类。

⑤ 推荐全谷物饮食：富含多种复合物及抗氧化物，具有激素样作用及抗氧化作用，影响脂类代谢，减少肿瘤发生及进展的风险，减少心血管疾病的风险。

⑥ 推荐蔬菜及水果：蔬菜和水果含有很多营养成分有可能抑制肿瘤进展，例如必要的维生素及微量元素及纤维。蔬菜水果热量较低，多食用有助于控制体重。

⑦ 推荐纯天然果汁及十字花科的蔬菜。

⑧ 高糖饮食并不会增加肿瘤发生及进展。但是过多食用会引

起其他营养素摄入减少并引起体重增加。因此，建议限制使用含有过多糖的食物。

⑨ 饮食补充剂（或称为保健品）：包括各种维生素、微量元素、草药/植物、氨基酸等。比如：叶酸、硒、维生素 C 等，必须谨慎使用，在使用之前，最好检测是否缺乏，一般的癌症患者并不建议使用饮食补充剂，尽量从食物中获取各种营养。

总结一下，就是禁烟限酒，推荐低脂、高蛋白及高蔬菜水果饮食，推荐全谷物饮食，推荐多食用鱼类及坚果，不建议食用过多的高糖、高脂及红肉。推荐植物油，不推荐动物油。保健品及中药需要非常谨慎地使用。

3. 体重管理

达到及维持健康的体重是主要的目标。健康体重，定义为 BMI $18.5 \sim 25 \text{kg/m}^2$。建议患者每周测 2 次空腹时体重，即晨起后的体重，并计算 BMI 指数，然后调整饮食和运动量。

4. 其他注意事项

① 癌症患者的家庭成员也有较高的风险患有肿瘤，也鼓励遵

从 ACS 的营养及运动指南，以预防癌症。

② 严重疲乏的时候不适合运动，体重进行性下降时不适合高强度运动。

③ 活动障碍的患者，低强度的活动比较合适，比如伸展动作和缓慢的行走，并可缓慢增加强度。对于老年患者或是存在骨转移、骨质疏松、严重的关节炎及外周神经疾病的患者，必须更加小心注意平衡及安全。

④ 严重的贫血时患者应推迟锻炼，仅仅做些日常生活中的活动，直至贫血改善。

⑤ 存在免疫缺陷时应当避免去健身馆或是公共泳池，直到白细胞计数恢复正常范围。完成骨髓移植的患者不应暴露于公众人群，至少要移植 1 年以后开始。

⑥ 合并多种或未受控制的并发症时，建议咨询医生后进行运动锻炼。

给恶性肿瘤患者的一点建议

有位晚期肠癌患者问了一个问题：我很想治愈肿瘤，但是仍然可能无法治愈，我很想有一个比较好的生活质量，而肿瘤治疗给我带来了很多不适，什么时候该放弃治疗？

这是个很难回答的问题，所以只能基于自己的认知来尝试回答问题。

笔者曾设想过自己身患恶性肿瘤，因为平均每个中国人的终身患癌率超过了 1/5，自己虽然是肿瘤科医生，不吸烟不饮酒无不良嗜好，但是仍然有不小的概率罹患恶性肿瘤，通常以肺癌和消化道肿瘤为主，如果是可治愈的肿瘤，笔者肯定会按照指南和平生所学尽可能给自己制订一个好的治疗方案，找一个靠谱的外科医生非常重要。但假如笔者真的患有不可治愈的癌症，比如肠癌或者胃癌合并多发肝肺转移甚至骨转移，该怎么办？

首先，笔者想得很明白，主要目的是延长生存时间、改善生存质量，以及有自由的时间支配（而不是在病房或床上），用以陪伴家人及做自己想做的事。

1. 一定不会轻易地放弃化疗，因为哪怕化疗有毒性作用，这也是转移性肿瘤最主要的治疗方式，很可能延长生命。因为如果足够走运，单靠化疗就可能让晚期肿瘤活过 5 年，尽管概率低于 5% 甚至 3%。当然，如果运气不好，化疗后肿瘤会继续生长，这也并不少见。

2. 在标准方案的一线化疗和二线化疗失败后，知道继续化疗能获得的疗效非常有限，且那时候的体力可能明显下降，化疗带来不良反应也会增大。所以，如果采用两种化疗方案都失败，极有可能不会尝试第三种新的化疗方案，因为笔者知道继续化疗的有效率不会超过 5%。除非特殊情况下，比如一线和二线化疗失败之后，体力状态还非常良好，也许会尝试。

3. 如果刚诊断晚期恶性肿瘤时，体力状态已经明显下降或者年龄很大，会选择尽可能损伤小的方案，比如选择化疗时会首选单药。

4. 会找靠谱的基因公司，进行 NGS 测序，寻找靶向和免疫治疗的机会。因为此类的治疗相对不良反应小，如果属于合适的人群，效果可能很不错。

5. 生命很可能只有 1～3 年，因此不想遭受太多痛苦，在笔者看来，生活质量甚至比活得更长还要重要，好好地活 3 个月比痛苦地活 6 个月更好。所以如果化疗或其他治疗带来的毒性作用很大，笔者会果断地减量，如果减量还不好转，会直接停止。因为笔者认为生命的质量比长度更重要。

6. 会非常注意自己的体重，每 3～5 天就要检测一次，并很注意营养补充和体力状态，因为想有足够体力做事情，比如和家人一起开车去各地景区游玩，有很多美丽的地方还没有去过。

7. 笔者是个怕疼的人，如果出现任何肿瘤相关疼痛，会很乐意使用各种不同强度的止痛药包括毒麻类止痛药来控制疼痛，肯定不会像某些患者习惯性地拒绝服药并愿意忍受疼痛。

8. 刚诊断后，开始的一线化疗是最可能起效的化疗，如果起效，经常会有一个还算比较长的疾病控制时间，有时候甚至可以超过 1 年，这个时光是最宝贵的时间，会好好规划，尽量不留遗憾。

9. 当有乏力等症状时，笔者可能会考虑服用中药或西药改善食欲和体力。但是不会花很多钱在这些药物上。实际上有很多价格昂贵的食品一直舍不得品尝，很多非常舒适的酒店没有住过，宁愿把钱花在这些上面。

10. 会尽量摆正自己的心态，要好好地睡觉，不会天天抱怨自己为什么得晚期肿瘤，老天为什么如此不公，甚至焦虑得睡不着觉。原因很简单，这些抱怨和焦虑一点用都没有，反而影响体力和生活质量。如果确实焦虑无法好转，会服用抗焦虑药。

11. 最后，假如真的到了终末期，已经病入膏肓，难以进食和活动，笔者其实希望这段时间尽快过去，虽然笔者是无神主义者，但那时候也会希望真有天堂，并希望所作所为有资格进入。

超过 20 万例肠癌患者预后大数据的解读与分析

在一些Ⅱ期肠癌术后的病例中，部分医生会错误地告诉患者具备不良的预后因素，因此复发转移率高，从而建议患者进行过度的术后辅助化疗。举例说明，Ⅱ期无高危因素肠癌患者通常预后良好，可以选择观察或单药口服卡培他滨化疗，但有的医生会寻找理由告知此类患者：你年轻所以肿瘤细胞活力更强、你的Ki-67升高预后明显更差、你的病理为黏液腺癌容易复发转移，就应该接受 6 个月的双药辅助化疗减少转移复发，有的患者因此会很恐惧担心，于是按照医生建议进行。

医生的话听起来似乎很有道理，很多患者也深信不疑。但问题是，这些都被证实为错误的理念。Ⅱ期肠癌术后目前指南承认的高危因素只有 T_4、低分化或未分化、肠梗阻、肠穿孔、脉管癌栓、神经侵犯、清扫淋巴结＜ 12 枚、断端的切缘有问题，其余因素不能作为指导术后治疗的依据。

更令人震惊的是，临床上甚至有Ⅰ期的肠癌术后年轻患者，完全不需要化疗，却被医生告知年轻、预后偏差，为了你的将来，应该按照Ⅲ期进行术后辅助化疗，于是患者因为恐惧和担心，本着化疗即使无效也应该无害的理念，进行了术后化疗，这种显然是错误的行为。

2018 年，美国 SEER 数据库发表了一组 2004—2014 年的病例数超过 20 万例的肠癌患者数据。分析数据，可以得到以下结论。

1. Ⅰ期结直肠癌的年轻患者的 5 年生存率 95.2%，属于预后最好的人群，5 年的死亡风险低于 5%，复发转移率很低。这意味着术后辅助化疗想继续提高 5 年生存率，只可能在 4.8% 的人群中起作用。有人会质疑 4.8% 的死亡率也不是特别低，如果化疗后能够降到 1% 或者 0% 不也证实有用。很可惜，这只是一厢情愿的想法。各位可以看前面关于肠癌辅助化疗能够获益多少的文章，就可以知道有非常多的Ⅲ期患者即使积极进行辅助化疗也会出现转移复发，化疗药物只能减少一小部分肠癌患者的转移复发，能改善的很有限。那么在 5 年生存率 95.2% 的Ⅰ期年轻肠癌，只可能有极小一部分（也许 1%～2%）的患者可能有效。但问题是，由于化疗药物带来的免疫抑制的风险及对患者身体的损伤，超过 95% 的Ⅰ期患者不仅可能接受无效的治疗，并且可能由于免疫抑制可能增加这类患者转移复发风险，甚至可能因为化疗药物出现罕见的死亡。很显然，Ⅰ期肠癌术后进行化疗是得不偿失，因此，国内外指南从来不建议Ⅰ期肠癌进行术后化疗，认为这是错误的治疗。

2. 这是 2004—2014 年的数据，2018 年分析后发表文章，目前各种新药的出现、新型治疗方法的应用和手术理念的改进，生存率应该更好。

3. 在Ⅰ～Ⅳ期所有的分期中，20—64 岁的患者的 5 年生存率都明显高于 65 岁以上的患者，因此，年轻患者预后差和容易复发转移的谣言不攻自破。

作为医生，要详细告知患者化疗可能带来的伤害，请还给患者知情权。再次强调，年轻肠癌患者的预后更好。

癌症患者不宜吃甜食及高营养食物吗

本以为这个观点无人会相信，但实际工作中居然有不少患者会询问医生这个观点是否正确，有患者对此深信不疑，甚至采用饥饿疗法。因此特意撰写本章内容，列举证据证实这是个错误且荒谬的说法。

首先，这个观点有一定迷惑性，癌细胞实际上确实可以说是喜欢"葡萄糖"的，通常它们生长旺盛，会摄入更多糖类，我们经常说的 PET–CT 检查，原理上就利用了这个特性，PET–CT 造影剂一般是 ^{18}F–FDG 氟化脱氧葡萄糖，是一种葡萄糖的类似物，肿瘤细胞吸收得更多，因此在 PET 上浓聚度高，SUV 值也显著升高，这样就可以和普通组织鉴别。

但是，不吃甜食和高营养食物，与肿瘤细胞就能减缓生长一点关系都没有，患者不能指望饿死肿瘤细胞，不能指望普通细胞能够比肿瘤细胞争抢到更多的营养。所以实际情况是，营养状况越差的患者，肿瘤生长更快；营养状况及免疫功能良好的患者，肿瘤生长更慢。

举例来说：很多癌症晚期都会出现恶病质，极度消瘦及营养不良的状态，患者进食非常差，临床上观察到的现象是在这个时期，肿瘤的生长反而要快得多，所以到癌症末期患者状况经常会进行性加速恶化。这足以说明不吃高营养和甜食对于控制肿瘤生长毫无帮助，患者什么都不吃，肿瘤很可能生长更快。

因此，癌症患者只要没有糖尿病及肥胖，吃甜食没有问题，高营养食物更没有问题。没有任何权威研究指出高糖饮食和癌症的发生相关。因此，对于癌症患者，最重要的是保持合适的体重、良好的营养和免疫状态，定期的运动锻炼，才是抗击癌症最重要的武器。至于甜食，只要不是糖尿病，喜欢的话想吃就吃吧，没问题。

1. 辅助化疗中过犹不及的案例

笔者写过关于肠癌辅助化疗的 IDEA 研究的文章，里面描述的理念很明确，就是Ⅲ期中的低危肠癌患者术后 4 周期 XELOX 方案与 8 周期 XELOX 方案的辅助化疗的疗效一致，因此选择 4 周期 XELOX 化疗更符合患者利益，而值得注意的是，在既往陈旧的理念中，Ⅲ期肠低危癌术后化疗是强烈建议 6 个月的辅助化疗。很遗憾，直到现在，很多医生的观念没有改正。

下面说的一个病例，是阐述一个事实，就是过多的辅助化疗可能在很罕见的情况下给结肠癌术后患者带来可怕的风险。这是一例让笔者后悔的病例，可惜那个时候 IDEA 的研究结果还没有发表，如果当时根据现在的理念来治疗，结果可能就不一样了，写出这个病例是为了让更多的人看到和借鉴。

这是一例大概 10 年前的病例，患者是 52 岁的女性，既往体健，诊断是结肠癌术后ⅢB期$T_3N_1M_0$，MSS，是属于低危的Ⅲ期肠癌患者，方案选择很简单：患者一般状况很好，也没有血液、肝脏肾脏或心脑血管疾病，制订了8周期XELOX辅助方案的标准方案。治疗过程很顺利，患者定期复查也没有转移复发。

一直到4年前，有一天患者家属很惊慌地联系笔者，因为患者在外地旅游时出现了严重的上消化道大出血，生命垂危，完善检查发现非常严重的食管胃底静脉曲张，由此导致大出血，正在外地接受抢救。患者家属询问可能是什么原因，笔者当时也非常奇怪为什么出现这么严重的静脉曲张继发出血，因为这通常来说出现在肝硬化和门静脉高压患者，而前文已经描述了这位患者没有任何肝脏疾病包括肝炎病史。

经过仔细的追寻，最终的判断是这例患者的食道胃底静脉曲张及大出血非常有可能与XELOX方案中的奥沙利铂相关。奥沙利铂可以引起肝窦扩张，继而引起门静脉高压，已经早就被证实，笔者知道这一点，也知道在合并乙肝患者尤其是已经肝硬化的患者身上，要非常谨慎地使用奥沙利铂。但是确实也想不到一个没有任何肝脏疾病的患者使用奥沙利铂也会出现这么严重的门静脉高压和食管胃底静脉曲张，导致威胁生命的大出血。

有文献统计了肠癌术后接受含有奥沙利铂的 XELOX 或 FOLFOX 方案化疗，有 4.9% 的患者出现明显的门静脉高压，有 1 例患者（0.7%）出现了食管静脉曲张，另有一例患者出现食管和胃静脉曲张合并腹水，加起来就是 1.4% 的比例出现静脉曲张。而静脉曲张，就意味着有出现消化道出血的可能。

通过种种的临床证据判断，这位肠癌术后的患者就是因为奥沙利铂的不良反应导致门静脉高压、食管胃底静脉曲张引起的大出血，只能有这个解释较为可靠。

这例患者并没有死亡，经过抢救好转出院，后面还出现了 2 次消化道出血，生活质量相当不好。

问题在于，按照最新的 IDEA 的研究结果，这位患者其实是可以使用 4 周期 XELOX 方案化疗，与 8 周期等效。而很显然如果采用 4 周期 XELOX，这例患者很有可能不出现严重的静脉曲张，继而引发大出血。患者当时治疗的时候，IDEA 的研究结果还没有发表，8 周期 XELOX 是当时无可辩驳的标准方案，可惜时光不能倒流。

这世界没有两个完全相同病情的肠癌患者。很多肠癌术后患者其实是亚健康状态，比如合并肺气肿、高血压、慢性感染、心脑血管疾病，而化疗有可能会恶化这种亚健康状态，在极其特殊的情况下，甚至有很小的概率造成严重后果，显然，越多疗程的化疗后果可能越严重。

肠癌术后的患者，不光希望是没有转移复发，并且还得要有质量地活着，活得更好。可是如果真出现了食管胃底静脉曲张和消化道出血，那生活质量确实好不了，医生也不能预测患者是否会出现食管胃底静脉曲张，仅仅知道本身有肝硬化的患者出现的概率会明显升高。1.4% 的静脉曲张概率，实际也并不算很小。因此，给患者的建议是：有化疗指征的患者一定进行术后辅助化疗，但是按照指南建议的最短疗程即可。

2. 临床中的过度诊断现象应当避免

错误诊断分为两种，第一种是漏诊，第二种是将良性的小病灶误诊为肿瘤转移。这两种情况都可能出现。这里要谈的问题是第二种，和随之带来的过度治疗问题。

在临床，医生经常会碰见诊断和分期的难题，例如一位肠癌患者，CT/MRI 发现肝脏或肺部的单个或多个小结节，难以断定良性或者恶性，同时因为病变太小难以穿刺取材，那么这种情况怎么处理？这个问题很重要，因为影响了治疗决策。

因此，小病灶的判断需要非常谨慎。目前临床上就存在过度诊断和夸大病情的问题，有的医生看见肿瘤合并的小病灶，比如胃肠癌合并肺的小结节、肝的小结节、腹腔小淋巴结，都直接诊断为转移，然后建议患者不进行手术，直接进行化疗或靶向／免疫治疗。实际上，这种方式很不对，甚至可能是一种危险的做法。应对这种情况时，临床医生必须详细阅片，必要时和放射科等专科医生联合讨论，谨慎决策，这样才能更准确地把握患者病情，为什么 MDT 都需要放射科医生参与，就因为放射科医生看片子看得最好，可以更好地判断小病灶性质。从本质上，详细地了解具体的信息、分析和明确判断病情才是一个医生最重要的素质，也最能体现临床功底，而患者正是需要这样的医生。

如果医生很轻率地把小病灶诊断为转移癌，就可能会出现类似以下的病历的情况，我们举 2 个例子。

病例 A

60 岁男性，以便血为主要症状，外院行肠镜和腹部 CT 诊断乙状结肠癌，同期胸部 CT 发现肺部多发小结节，共 6 处，直径最大 7mm，部分是实性结节，部分为磨玻璃结节或混合性结节。

外院诊断：结肠癌肺转移，建议化疗联合靶向治疗，不建议手术。

结果：门诊就诊阅片后发现肺部有小结节是良性病变可能性大，是转移的可能性低。幸运的是，患者 4 年前曾经做过一次胸部 CT，这次就诊携带家属了几乎所有的资料，包括 4 年前的那次 CT。于是问题变得很简单，将 4 年前的胸部 CT 和目前的胸部 CT 进行了详细对比，发现所有的肺内结节在 4 年前就已经存在，并且无明显变化，这就可以毫不犹豫的做出判断：肺内多发结节必然是良性病变，患者并非晚期肠癌，后续直接找普外科进行手术治疗，依据手术病理决定术后治疗方式。

病例 B

50 岁的中年女性，轻度咳嗽为首要表现，胸部 CT 发现左肺上叶直径 2.5cm 结节，伴有毛刺和分叶，穿刺活检为肺腺癌，右肺下叶有直径 0.7cm 的小结节，边缘光滑，未见到肺门及纵隔有肿大淋巴结。

外院的肿瘤内科意见：晚期肺腺癌，对侧肺转移。应行基因检测，以全身药物治疗为主，不建议手术。

外院胸外科意见：左肺早期肺癌可能性大，建议手术，右肺结节考虑良性病变可能性大，建议定期复查。

那这时候患者应该听谁的，下一步怎么办？做 PET–CT 吗？可以，但是 PET–CT 对于小病灶仍然难以明确诊断。穿刺活检呢？增加了创伤和风险，耽误时间，并且并非百分百准确。

结果：阅片后笔者的看法是支持胸外科，右肺结节转移的可能性有，但影像所见左肺原发病灶较小，没有合并肺门及纵隔淋巴结转移，综合判断合并单个对侧肺转移的可能性极小，应该按照早期肺癌进行手术治疗，手术后证实左肺是早期肺癌，右肺结节继续随访，无明显变化。试想一下，如果患者初始诊断为晚期肺癌，那么就会一直在肿瘤内科不停地接受化疗 / 靶向治疗，甚至是昂贵的免疫治疗，并且还可能失去治愈机会，可不可怕？

接下来，我们谈一条肿瘤治疗中很重要理念：当一个肿瘤患者合并有远处的小病灶，诊断存疑时，在没有确切的证据时，处理原则通常应当按照不是转移来进行。什么意思呢？就是比如结肠癌诊断时发现 4～5 个肺内小结节，当没有确切证据支持为转移时，可以先考虑按照良性来处理，结肠癌的病灶该手术就手术，不要因为肺部小结节来更改整个治疗方式。即使最终肺结节核实为转移，后续按照转移继续治疗。也就是说，第一个患者即使没有 4 年前的胸部 CT 对比，也可以考虑先手术，术后严密观察肺内病灶。

为什么这么做？医生可以权衡风险：是积极手术带来的风险高还是错误判断为转移性肿瘤而失去根治机会的风险高。结论很简单，如果远处的小结节是转移，积极的切除原发病灶最多只是带来了手术创伤，对生存期几乎没有影响。但是如果远处的结节不是转移而被误诊为转移放弃手术，就可能失去了治愈机会，那影响就太大了。

最后，再强调一次，当医生在诊断肿瘤患者合并存在的肺部小结节、小淋巴结或肝脏小结节难以定性时，不要轻易下转移结论，为了避免误导患者失去手术机会，应该很谨慎判断及权衡利弊。当患者看见自己的 CT/MRI 报告上写着存在肝肺小结节或其他小病灶时，也不要慌张，这不一定是复发转移。继续随诊复查、通过 CT/MRI 随访病灶经常是最好的选择，患者该吃吃该喝喝，有时候需要靠时间来证明一切。

辐射的危害

大家都知道，辐射有危害，对于生活中接触的辐射，大家担心的是将来罹患癌症的风险有轻微升高，很多孕妇也担心辐射对胎儿的危害。本文主要谈谈接受医学检查的辐射带来的损伤以及一些简单的关于辐射的常识。

事实上，很多中国普通民众所了解的辐射相关的知识都是错的，经常过度夸大了辐射的危害。尤其是很多育龄妇女，经常会担心甚至畏惧辐射到什么程度呢，别说是在备孕和怀孕期间做胸片或 CT 检查，连用电脑都恨不得买个防辐射的衣物，这实在过于夸张。为了打消这种恐惧，因此写一些简单的辐射知识进行科普。

1.辐射分为电离辐射和非电离辐射。非电离辐射包括电脑、手机等产生的电磁辐射，目前没有任何证据显示对人体有害（意思是防辐射服是妥妥的智商税，不过笔者也交过，毕竟让老婆怀孕期间能感觉心安一些，多花些钱没什么）。电离辐射确实是有害的，包括 X 线、γ 射线和中子线等等，过量辐射可以致死。电离辐射的危害完全和辐射剂量成正比，剂量越高，危害越大。

2. 每个人活在地球上，无时无刻地接受电离辐射。有个概念叫天然本底辐射剂量，指的是每个人每年接收的本底辐射有多少，中国人一般为 2～4mSv 每年（mSv 就是一种辐射的统计单位）。注意，每个地区都是不同的，比如芬兰和瑞典可以达到 6～8mSv 每年，美国的某些地区可以达到 10mSv 每年，远高于中国。

3. 一次低剂量胸部 CT 的辐射量是 0.3～0.55mSv，一次胸片的量大约是 0.1mSv，这远远比不上有些地区的本底辐射量。所以孕妇无论在怀孕期间或备孕期间，接受低剂量胸部 CT 或者胸片，甚至接受多次，都不会有任何问题。多拍几次胸部 CT 都比不上别人待在高本底辐射区域受到的天然照射，那有什么可担心的。这些区域的孕妇也没有出现更高的胎儿异常的概率。

4.对于普通人，在大部分情况下，每年低于100mSv的辐射量增加患癌风险的可能性非常低，远远比不上吸烟。不要用日本原子弹后出现癌症发病率增高来举例，这些幸存者接受的单次辐射量动辄数千毫希沃特，这不能比。

但是结直肠癌患者就不一样了，绝大多数患者术后需要定期复查胸部CT和腹部增强CT，在标准的术后检查策略中，一般每半年到1年一次，那就意味着每一年患者可能需要接受4次的CT。

很多患者和家属不放心，会询问我这是否CT造成的辐射过多了，会不会造成伤害？这是可能出现的，虽然风险很小。尽管胸部低剂量CT的辐射量很低，但注意，腹盆腔CT的单次辐射量为8～15mSv，一旦增强CT，意味着需要连续3次的腹盆腔扫描，也就是单次腹盆腔增强CT受到的辐射可能高达45mSv，如果照到 3 次以上，显然明显超出了 100mSv 存在辐射致癌的风险。

注意，根据美国 FDA 的数据，普通人每接受 100mSv 的辐射量，癌症的风险增加 0.5%，因此，多做 CT 尤其是增强 CT，可以增加患癌风险。

所以这也是为什么权威指南在肿瘤术后的随访复查，建议的是每半年到 1 年复查 CT，国内很多专家建议的每 3 个月并不合适。尤其是复查增强 CT，不要太频繁，因为可能导致罹患别的肿瘤的风险增加，更何况增强的时候需要注射造影剂，有引起造影剂肾病和过敏的轻微风险。

有一些肿瘤知识的人可能会问一个问题，肺癌、乳腺癌等肿瘤的 T 分期经常是依据肿瘤直径来分？为什么消化道肿瘤比如胃癌和肠癌的 T 分期不看肿瘤大小，而只看肿瘤的浸润深度？实际上，从整体上来看，结肠癌肿瘤通常来说是直径越大，预后越差，但是相关性并没有肿瘤的浸润深度这么显著，简单地说就是浸润深度对生存率的预测更准确得多，因此 T 分期没有选择肿瘤直径，而是肿瘤浸润肠壁的深度。

结肠癌的肿瘤直径越大，整体预后越差，这没错，所有的患者和绝大部分医生都会这么想，但是，在某个特定分期的肿瘤也这样吗？不一定。随着研究的深入发展，医生发现了在 II 期的结肠癌，肿瘤的直径居然是越大，生存率越高，这有些违反常识，但却是真实的结果并且有内在的道理。

最重要的数据：从 SEER 数据库提出的 7719 例 II 期结肠癌数据的分析结果，发现 II 期结肠癌直径 ≥ 5cm 时，生存率要高于直径 < 5cm 肿瘤。

多组研究数据显示， IIa 期的结肠癌，直径 > 4cm 的肿瘤的 5 年无病生存率明显高于直径 < 4cm 肿瘤，分别是 87.6% 和 71.7%。

这个现象其实阐述了一个道理， II 期的结肠癌指的是淋巴结没有转移的 T_3 及以上肿瘤，当肿瘤直径越大，比如生长达到 8～10cm，仍然没有合并淋巴结转移时，那么实际上意味着这些肿瘤的恶性程度低，不易出现淋巴结转移，也意味着切除后的复发转移率下降。

另外，有一些因为原发肿瘤较大，所以非常担心的患者及家属，可以放宽心一些，如果术后病理没有合并淋巴结转移，你们才是预后最好的人群。

侵犯全层达周围脂肪组织是 T_3 还是 T_{4a}

有很多肿瘤患者及家属咨询关于结肠癌术后 T 分期的问题，有的肠癌术后病理描述直接写侵犯肠壁全层达周围脂肪组织，有不少医生就直接判断分期为 T_4，认为既然是全层了，一定包括浆膜并达到了浆膜外，而这个判断是错误的。

T_3 和 T_4 影响肿瘤的分期及术后治疗，因此准确的判断很重要。两张图就可以展示出具体 T 分期（图 6）。

肠壁的分层从内到外分为黏膜层、黏膜下层、固有肌层、浆

膜下层和浆膜层。侵犯至浆膜下层分期为 T_3，侵犯至浆膜层分期
为 T_4。

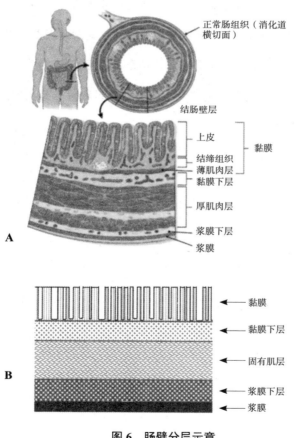

图 6　肠壁分层示意

解释：图 6A 和 B 都是肠壁的示意图，都有浆膜下层，累及这一层仍然只是 T_3，因为还没有侵犯浆膜。

浆膜下层有时候也称肠周脂肪或是浆膜下脂肪。那么病理中描述的肿瘤侵犯全层达周围脂肪组织指的就是肠周脂肪组织，也就是浆膜下层。必然分期是 T_3，而不是 T_{4a}，更不是 T_{4b}。

当然，其实还有些比较复杂的分期知识和特殊情况的分期，这里暂不提及。

化疗风险最大的两类患者

　　笔者以前写过，化疗相关性死亡最常见的就是严重的白细胞和中性粒细胞下降，合并发热及感染后死亡。有两类患者容易出现这种情况。第一类就是体力状态很差的患者，接受双药化疗甚至单药化疗就可能出现，状态越差不良反应越大且风险越高，这是共识。所以化疗的时机很重要，生活都不能完全自理、天天都得卧床休息并且一走路就喘的患者，尽量别强行化疗，需要先支持治疗改善体力状态。（为什么我像祥林嫂一样天天念叨，是因为这方面的教训太惨痛了）。第二类是基因存在特殊突变的患者，对于不同的化疗药物可能出现严重不良反应。哪怕这种患者年轻，身强力壮，接受常规剂量化疗都有4级不良反应及死亡可能。
我们以消化道肿瘤患者举例。

曾经见过一例术后的肠癌患者，一般状况挺好，仅仅口服卡培他滨就出现了非常严重的口腔溃疡、腹泻，以及最严重的4级白细胞及中性粒细胞下降。这种情况很罕见，家属很纳闷，咨询笔者出现的原因，因为有类似的病例和经验，所以判断患者大概率是因为存在DPD酶缺陷，因此导致这么不寻常的毒性反应。以下介绍知识点。

1. 人体有很多代谢酶，DPD酶的功能是代谢氟尿嘧啶类药物，包括氟尿嘧啶、口服卡培他滨、替吉奥，这3种也是消化道肿瘤包括胃肠癌、胆管癌和胰腺癌最常用和最重要的化疗药物。编码DPD酶的基因叫作 *DPYD*。一旦出现 *DPYD* 基因特定突变就会造成DPD酶功能部分或全部缺陷，那么就代谢不了氟尿嘧啶类的化疗药物，代谢不了就导致化疗药物蓄积，浓度显著升高，因此引起非常严重的不良反应。

2. *DPYD* 基因突变造成 DPD 酶缺陷的患者，接受比如 FOLFOX 或 XELOX、SOX、口服卡培他滨等方案会造成严重不良反应，甚至既往文献报道足量使用化疗后有 10% 的概率直接造成死亡。

3. 在白种人，*DPYD* 基因突变的人群概率大约在 2%，因此国外常规是推荐检测 *DPYD* 基因，一旦存在特定突变，化疗药物需要显著减量，部分患者甚至需要减量 70% 以上。但这并不影响疗效，因为即使这些患者用量较小，体内的药物浓度甚至超过正常剂量水平。

4. 中国人一般不检测，因为黄种人 *DPYD* 基因突变比例甚至低于 0.5%，进行检测的阳性率太低。但是如果患者还是想减少风险，可以进行检测，比如我们医院就有能力，抽血就行，很多医院检测不了。

5. 如果简单计算，一个消化道肿瘤患者进行上述标准化疗，0.5% 的基因突变比例 ×10% 的死亡风险，大概有 5/10 000 的机会死亡，虽然极低，但是确实存在。必须承认，一些医生胡乱大幅度减量的行为虽然不对，但如果碰见这种患者，实际是保证了安全，但更多的患者因随意减量增加转移复发风险，甚至丧失宝贵的生命。

6. 有时候提倡 XELOX 方案，不仅仅是因为 XELOX 只需要输液 1 天，简单易行，更是因为卡培他滨需要口服 14 天，有足够的时间供医生观察患者症状并调整方案，比如在口服第 5 天就出现严重不良反应，医生就可以停止化疗，避免出现风险。

7. 在一些文献中，出现严重毒性反应的患者，比如引起 3 级手足综合征的患者，发现化疗疗效升高，这也很可能与药物代谢相关。但是严重的手足综合征仍然应该停药或减量。

8. 在肠癌的术后除非罕见情况，禁止使用雷替曲塞取代卡培他滨或氟尿嘧啶，因为已经列举了文献说明疗效会下降。

上述这个病例的处理也很简单，如果证实是 *DPYD* 基因的特

殊突变，后续治疗大幅度将卡培他滨减量，甚至可以减少到 70%
以上，比如早晚各一粒卡培他滨，实在不行每天就吃 1 粒卡培他
滨，既往有针对此类患者就采取这种减量策略，以前有类似案例
减量 90%，每天 1 粒卡培他滨都可以有不错的疗效。

最后，笔者确实说过卡培他滨比奥沙利铂更重要，减量时应
当优先减少奥沙利铂，尤其是血小板减少时，这个不良反应与奥
沙利铂更相关。卡培他滨容易出现腹泻和手足综合征，如果出现
这些和卡培他滨明确相关的严重不良反应，也应该进行减量。有
文献报道，有位使用卡培他滨的患者出现严重不良反应而死亡。
所以哪怕单药口服化疗也要严密监测，别出现严重不良反应还继
续强行服用。

癌症术后患者及家属的心态问题

虽然从理论来说，笔者在这个问题没有足够的发言权，因为本人并不是癌症患者或家属，无法感同身受。但是作为肿瘤科医生，见过众多不同的患者和家属，也交流过很多观念，每个人的对待癌症治疗的心态都不一致，有些觉得很好，有些觉得很不对。于是笔者针对患者的感受，总结了不该有的两种心态。

1. 过度消极

担心化疗不良反应、担心患者不能耐受，担心化疗花费巨额金钱。对于术后化疗没有正确的认识，盲目地放弃治疗。比如术后有化疗指征的Ⅲ期肠癌患者，因为各种原因放弃治疗，因此导致术后复发转移概率升高，这很不好。至少要考虑单药口服卡培他滨，虽然不如 XELOX/FOLFOX 有效，但不良反应明显下降，花费也显著减少，生活质量相对好得多。国家已经将国产卡培他滨降价，同时还可以报销部分花费。也有因为 XELOX/FOLFOX 不良反应大就完全停止化疗的患者，这也不对，联合化疗不能耐受，单药口服也可以，比完全不治疗要好得多。

2. 过度积极

因为癌症术后有转移复发的风险，因此有的患者和家属整天生活在焦虑之中，反复想会不会复发，天天害怕，一定要积极治疗，不光进行了术后的标准治疗，自己觉得不够，还要继续盲目求医，一定要追寻让自己彻底治愈的办法，所以反复尝试许多非正规的治疗，有的患者甚至吃各种奇怪的药物及营养品，这样心理才能得到安慰。但是这种行为浪费了不少金钱、精力和宝贵的时间，经常是一点用都没有，甚至造成损害。我们就见过一些术后化疗后继续服用中草药造成重症肝损伤的患者。

笔者一直认为，求人不如求己。别随便找寻不靠谱疗法，真不如踏踏实实地运动锻炼及饮食调整，把钱省下来和亲人一起到处转转享受生活，不好吗？

该有的心态：正确认识所患有的疾病，得癌症后按最权威的指南进行术后治疗，知道有转移复发可能，但可以调整自己的身心状态，克服担心和恐惧（因为这些负面情绪没有用，必须看开些），努力过得开心些，享受当下每一天。

最后，现在世界上并没有彻底保证癌症患者术后治愈的方法，但是有很多忽悠人的办法让人误入歧途，从而使部分人从中获益。目前仍然建议的是参照权威指南进行治疗，之后重要的真就只有运动锻炼和饮食了。

1. 必须询问主治医生什么是标准的治疗措施

肿瘤患者在取活检病理确诊及完善常规的 CT/MRI 检查后，基本就可以明确肿瘤分期，或者有的患者直接通过手术，术后明确了肿瘤类型和分期。

这时候强烈建议患者和家属询问主管医生 2 个问题。

① 我这种疾病分期国内外的标准治疗措施是什么，有哪些？

② 如果您制订的方案并不是标准治疗，请问更改的理由是什么？

这两个问题是患者的基本权利，理应得到回答。但是，即使医生的回答听着合理，为了保险起见，建议必要时咨询其他专业的肿瘤医生多听听意见。为什么这样？一方面是因为标准治疗很重要。另一方面是仍然存在诱导式治疗，有很多例子，就如同在以前写的文章一样，医生以各种理由将患者的标准方案更改为不合理的治疗，比如 XELOX 改为洛铂加卡培他滨，或者奥沙利铂加替吉奥，或者奥沙利铂加雷替曲塞、伊立替康加替吉奥等。

这样的不合理治疗一定要减少，因为患者会付出代价，就是患者死亡率的升高。肿瘤的治疗需要非常慎重。

2. 聊聊对飞刀、放疗和化疗的看法

手术是绝大多数肿瘤唯一的治愈方式，很多人也需要继续进行放疗和化疗。大多数肿瘤患者都来自于二三线城市，诊断肿瘤后面对着这个难题：在当地治疗还是去一线城市的大医院。

当然，去一线城市进行治疗，其水平和治愈率很可能明显优于地方医院，许多最新的治疗手段和药物也只有一线城市才有。但是去一线城市治疗的弊端是显而易见的：背井离乡人生地不熟，需要在食宿、交通上多很多开支，但最重要的是多花费的精力，比如照顾患癌老人，陪伴去一线城市医院需要很长的时间，

对于需要日常上班的子女可能会苦不堪言。

所以今天谈谈诊断肿瘤后治疗在哪里进行的问题。

① 飞刀。这是很常见的现象，很容易达到双赢。大医院医生用自己的技术和牺牲休息时间可以赚取额外收入。而二、三线城市的患者可以节省很多时间、精力及额外花费。一台手术最有价值的显然是医生而非器械，何况现在二、三线城市的医院手术室的条件都不错，很容易使患者获得的手术质量几乎等同于在一线城市三甲医院。但美中不足的是术后早期恢复的理念，也许二、三线城市的医院略差。笔者曾问过飞刀医生如何挑选外地患者手术，他的回答是：看完病情有信心做好手术就去，如果觉得搞不定就放弃。所以选择在一线城市手术或者在当地请飞刀医生手术，笔者觉得问题不大。（飞刀还有一个很好的优势，是促使年轻医生刻苦锻炼手术技巧的重要动力之一。）

② 放疗。通常胃癌和结肠癌不需要放疗，而诸如直肠癌、食管癌和宫颈癌之类容易局部复发的肿瘤经常需要。放疗非常考验设备及放疗相关人员的素养，不光是医生的水平，还有诸如物理师等技术人员的水平也决定放疗质量。个人认为放疗最好在医生及相关技术人员经验丰富、设备尖端的一线城市进行。

③ 化疗。笔者认为不一定要再一线城市大医院治疗，尤其是胃肠癌的辅助化疗，因为非常简单且相对毒性反应可控，容易掌握，熟悉化疗药物的不良反应处理、剂量的调整方式和化疗使用的指征，很容易完成标准的治疗。药物一样、剂量一样，在任何医院都会是一样的效果。

④ 复查。笔者觉得在当地医院复查和在一线城市复查差别很小，没必要千里迢迢跑来跑去。如果是去一线城市走亲访友或者观光游览顺道做个检查还可以。

希望以后肿瘤患者看病花费的精力及金钱更少、能接受更专业的治疗，希望他们能了解疾病，拥有疾病的知情权和选择权，从而选择更合适的治疗。

3. 生病后的患者和家属一定要互相理解和支持

本文写的是笔者以前做的一个简单的调查：让晚期肿瘤患者和最亲的一位家属填写一个简单的 HADS 量表，调查患者心理的焦虑和抑郁状况，结果触动很深，就是有的患者家属处境真是太艰难了，而医生对此一无所知。

在诊断晚期肿瘤后，有相当一部分患者因疾病打击会出现焦虑和抑郁，甚至性格大变，这很容易理解，并且很值得关注。但这次的调查的初步结果明显出乎意料：大多数家属都有不同程度的焦虑和抑郁，竟然比患者自己更严重得多。很多患者的家属坦承除了害怕失去亲人的恐惧，也存在着各种压力，包括经济原因和家庭其他成员压力，还担心受指责和照顾不周。

让笔者措手不及的是，有一些患者家属（大约 1/5）在做调查问卷的时候居然哭了，有的是默默流泪，有的是失声痛哭。刹那间让笔者明白了什么叫强颜欢笑，前几分钟在陪同患者时，这些家属露出微笑，一直在支持和鼓励患者，但后几分钟当他/她独自在办公室与笔者交谈并一项一项填写问卷时，取而代之的是疲惫、惶恐和不安，以及忍不住的哭泣。笔者不知道怎么安慰，只能默默听着，听着这些家属讲述的故事，着实让人心酸。

这也让笔者知道了一件事：有不少患者家属真的很不容易，其艰辛显著超过了我们的想象。在所有的家属中，哭泣最明显的是一位父亲，月收入仅有 3000 元，女儿患有晚期癌症，因患病后女儿失去工作、没有存款、没有爱人，父亲卖房卖地和到处找人借钱也要为女儿进行最好的治疗，已经欠了 10 多万元，借钱难，还钱更难，根本想不出这父亲以后怎么还，会过什么样的生活。问题是他的女儿无法治愈，用简单的标准化疗方案每月花费3000多元，用更好的化疗加靶向每月2万多元自费，只能将中位生存期延长2个多月。笔者反复讲述其中的区别，让这位父亲再仔细考虑花费和获益的差异。这位老父亲初始拒绝提议，最终可能想明白，更改了昂贵的治疗。即使患者的生存期可能缩短，笔者并不后悔，因为选择昂贵的方案，也许女儿能多活2个月，但父亲为了还钱，都不知道以后会过上什么样的日子，寿命都很可能减少好几年。也许会有人说笔者做错了，不应该过多干涉，但笔者不这么认为。

因此，选择治疗方案要弄清楚不同方案的差异，凡事量力而为，不要人财两空，因为绝大多数晚期肿瘤患者无法治愈，别拼命花钱，别强行治疗，要有计划有目的。

还有，有时候笔者真觉得，少打几个周期意义较小的化疗，花费少一些，患者和患者家属都轻松一些，也许更好。哪怕多化疗增加了一点生存率，有什么意义。举例，既往的文章写过Ⅲ期高危结肠癌术后8周期XELOX对比4周期，5年生存率仅增加1%，这就得仔细考虑。1%的生存率增加也就相当于多活3～4个月，都用在多打的4周期化疗上了，还可能出现明显不适，这真值得吗？个人看法是：不良反应很小的患者可能值得。不良反应偏大且化疗造成严重不适的，相当不值得，至少笔者个人不会选择。

最后一句话：患者不容易，家属也很不容易，有时相互还有不满和争吵，尽量别这样，而是应当互相理解和体谅，选取最适合的治疗方案，并且使得就医过程更容易些。而医生如果有可能的话，尽可能多体谅一些患者和家属的不易，选择简单轻松的检查和治疗方式。

4.饮温水和运动联合的方法也许有预防结肠癌转移复发的效果

作为医生，笔者也反复思考除了手术和标准化疗之外，能够有什么样的方法可能增加患者的存活概率。最终想出了一个方法，如果本人得了肠癌，术后肯定会这么做，除非我体力太差做不到。

方法很简单：饮用温水和运动的组合。建议如下：每天需要2次或3次（早晚或早中晚），每次饮用200～500ml的温热的水（依据患者自身体重可以增加或减少），然后开始每次15～20分钟的中等体力的活动，如快步走、慢跑、打球、做家务等等，尽可能全身肌肉都能活动，然后再饮用 200～500ml 温热的水（消瘦的患者，可以用温热的肠内营养液来替代）。

为什么是饮温水呢？因为作为肿瘤科医生，知道肿瘤的复发转移和机体的高凝状态相关，体内缺水可以加重高凝状态，血液的流动可以使单位时间内的免疫细胞接触到肿瘤的机会明显增加。因此饮温水后运动最有可能缓解缺水状态并使人体血液迅速流动，从而可能增加识别肿瘤细胞并杀伤的可能性。

所以，笔者认为可以采用饮温水和运动结合的方式可行，至少很健康。

5. 警惕肿瘤治疗中的欺骗性信息和骗子

有些患者一旦被确认为癌症，就会惊慌失措，这就给骗子提供了行骗的机会。什么偏方、秘方、神医、神药之类的欺骗性信息涌到患者耳中。由于慌乱，往往失去辨别能力，听信了谎言，误入歧途。

我们经常会碰见误入歧途的患者并为之惋惜，初诊的患者明明有治愈机会，却接受了很长时间的号称有效但实际毫无作用的治疗，硬生生地拖成了晚期无法治愈的肿瘤。肿瘤的治疗有非常强的时效性，机不可失失不再来，错过最佳治疗时间就真的会死。

举个例子，假如笔者不是医生，而是普通人，不懂医疗知识且身患癌症，一方面主流医学认为需要手术和化疗，过程痛苦且仍有转移复发和死亡可能，患者当然会害怕，另一方面，有人反复告诉笔者诸如某个医生或某些特殊的疗法就可以治愈，不用开刀同时没有痛苦，一次两次可能将信将疑，但这些人可以反复给笔者洗脑，甚至罗列出很多的"晚期肿瘤被治愈的患者"，一遍一遍信誓旦旦地讲，笔者当然很可能动摇，于是去接受了错误的治疗，后果可想而知。

作为肿瘤科医生，笔者也想努力多发布些真实可靠的信息，帮助患者了解真相，避免被骗。

最后，很多患者家属其实对骗子的行为过度容忍，这样并不是好事，希望能采取措施维护自己的权益，不要想当然地认为没有办法，曝光也是办法之一。